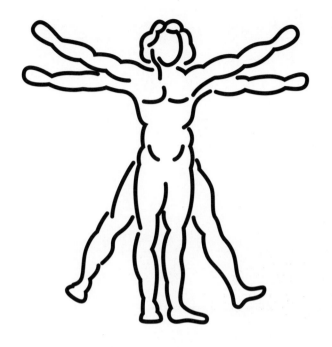

*Everything You Know*
*About the Human Body*
*is Wrong*

# 关于人体，你所知道的
# 一切都是错的

〔英〕马特·布朗（Matt Brown） 著　王晶冰 译

北京联合出版公司
Beijing United Publishing Co.,Ltd.
后浪

**图书在版编目（CIP）数据**

关于人体，你所知道的一切都是错的 / (英) 马特·布朗著；王晶冰译. -- 北京：北京联合出版公司，2021.11

ISBN 978-7-5596-3846-5

Ⅰ.①关… Ⅱ.①马… ②王… Ⅲ.①人体—普及读物 Ⅳ.①R32-49

中国版本图书馆CIP数据核字（2020）第012494号

北京市版权局著作权合同登记 图字：01-2020-3297

*Everything You Know About Human Body is Wrong* by Matt Brown
Copyright ©Batsford, 2018
Text Copyright©Matt Brown, 2018
Illustration Copyright©Sara Mulvanny
First published in Great Britain in 2017 by Batsford,
An imprint of Pavilion Books Company Limited, 43 Great Ormond Street, London WC1N 3HZ

Simplified Chinese edition copyright © 2021 by Beijing United Publishing Co., Ltd.
All rights reserved.
本作品中文简体字版权由北京联合出版有限责任公司所有

**关于人体，你所知道的一切都是错的**

作　　者：[英] 马特·布朗（Matt Brown）
译　　者：王晶冰
出 品 人：赵红仕
出版监制：刘　凯　赵鑫玮
选题策划：联合低音
特约编辑：王冰倩
责任编辑：周　杨
封面设计：奇文云海
内文排版：黄　婷

关注联合低音

北京联合出版公司出版
（北京市西城区德外大街83号楼9层　100088）
北京联合天畅文化传播公司发行
北京美图印务有限公司印刷　新华书店经销
字数124千字　889毫米×1194毫米　1/32　6印张
2021年11月第1版　2021年11月第1次印刷
ISBN 978-7-5596-3846-5
定价：60.00元

# 目　录
Contents

## 身体危害 /131
The body compromised

## 著名的身体 /149
Famous bodies

# 引 言

## Introduction

　　我们把生命中的每一刻都花在了自己的身体上。世上的事物再没有比身体更令我们熟悉又陌生的了。撇开特殊情况不谈，我们很少有人目睹或触摸过自己身体的绝大部分。能看到自己股骨或检查自己脾脏的，只有那少数的不幸者。

　　古希腊有句谚语："认识你自己。"但很少有人能做到。我们的身体内部是一个错综复杂的三维世界，由器官、血管、瓣膜、肌腱、肌肉、体液、骨骼、神经、软骨、皮瓣和无数认知范围之外的其他组织构成。你可能花了好几年的时间掌握大体解剖学*，但仍然对很多东西所知甚少。

　　人体是数百种细菌的家园，还有许多真菌、病毒，甚至动物来凑热闹。有人能在细胞水平上了解身体吗？科学家们也才刚刚开始拼凑支撑整个个体的分子机制。比起把人类的全部研究文献背下来，全面调查一个人的每个生理过程要难得多。

---

\* 大体解剖学指（宏观）可见层面上的解剖学研究。——编注

我们的身体是不可思议的，真正的不可思议。没有任何发现或创造能够在复杂性或才智能力上接近人脑。脑仍是人体最神秘的组成部分。例如，我们已经近乎能够理解记忆是如何形成的，但是还远不能理解神经元中的电位信号记忆编码是如何在我们头脑中的某个区域转化为一种可重温的经验的。

作为一个如此精细、复杂，并仍存有未解之谜的实体，人体也是谬见和误解的沃土。

除非你以研究它为生，否则你可能对你的肠道是如何工作的、疼痛是如何从你的手指传到大脑的，或者胎儿是如何在子宫里发育的，都知之甚少。但因为身体是终极的个人财产，所以我们都想知道点儿它的工作原理。但自无人知晓感冒、唇疱疹和癌症症结所在的时代直至今日，许多流传的无稽之谈仍然挥之不去。

本书是正在策划的系列套书中的一册，调查并揭穿我们日常生活中的常见谬见。与系列中的其他册一样，本书的目的不是嘲笑或贬低，而是让读者看到知识的无限乐趣。我们从错误中习得的教训最为有力。一本揭露这些错误的书应该比一次简单的身体之旅更令人难忘，也更有乐趣。

本书中的许多条目都涉及健康和幸福的问题。当然，尽管我力求准确，但书中的任何信息都不应被视为医生或卫生保健专业人员医疗建议的替代品。此外，我们鼓励读者永远不要轻易地听之信之，包括这里所做的陈述。如果事情听起来颇为可疑，请一定要探究下去。

开始找碴儿吧！

资料来源说明：任何相关的段落，我都查阅科学文献核实过了——这些科学文献都是经过仔细审阅并发表在权威期刊上的。像这样的一本书需要找到一个平衡点。交叉引用每一句话既笨拙又乏味，但省略所有的引用又很不负责任。因此，我加入了一些参考资料，这些资料要么特别令人惊讶，要么读者可能喜欢在我有限表述的基础上做更深入的探究。鉴于此情况，我引用了第一作者的名字和数字对象唯一标识符（doi）号码。在互联网搜索栏输入 doi 号码，它便会引导你找到文章的在线版本（尽管有些资料可能需要付费才能阅读）。

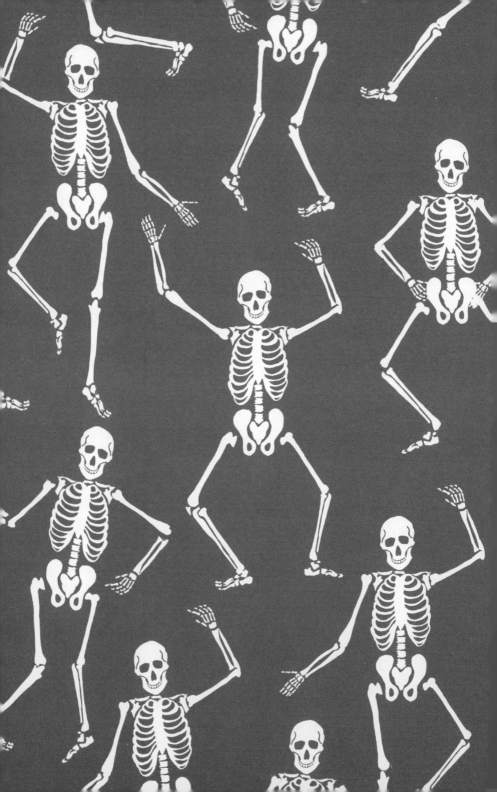

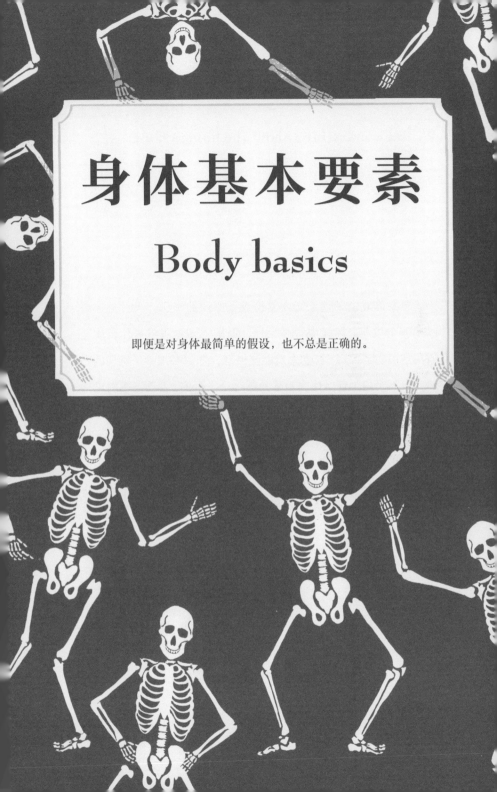

# 身体基本要素

## Body basics

即便是对身体最简单的假设，也不总是正确的。

# 我们已知人体的一切

## We know everything about the human body

 

 

想象你登上了一架无人懂得设备原理的飞机。飞行员知道该按哪个按钮，该拉哪根操纵杆，但她不知道飞机为什么能翱翔在空中而不掉落；地勤人员能够维修，知道必须给飞机加满煤油，但不明白是什么使飞机移动甚至是飞行的；就连飞机的设计者也搞不懂，他们把机翼和尾翼固定在机身，然后不知怎的飞机就起飞了。飞机每次都能正常工作，所以每个人都在继续执行飞行任务。

这种情况显然有些滑稽可笑，但与麻醉药实现麻醉效果的情形很相像。

历史的大部分时间里，接受手术的病人不得不忍受难以想象的恐惧。皮肉被切开，骨头被劈开，还没有任何有效的止痛措施。后来，在19世纪中叶，麻醉气体开始出现。这使过往的一切产生了翻天覆地的变化。经过几十年的反复试验，麻醉药的使用使以往外科手术台上大部分可怕的情况不再发生。速度不再是关键，病人也不再会四处扭动。那些挥舞手术刀的人可以在可控的条件下做手术，存活率也随之飙升。现代麻醉药非常安全（由专业人员使用）、可靠，每年都在被成千上万的人使用。

然而，没有人清楚它们是如何起作用的。

显然，全身麻醉必须以某种方式作用于大脑。麻醉药使人失去意识的同时，还保持着大脑其他活动不受损害。阐述麻醉药中的化学物质如何与大脑相互作用的理论有很多，但尚无人提出一个详细的作用机制。这意味着，在使用了一个半世纪之后，麻醉药仍然保持着它的神秘，人体也仍有诸多方面需要我们去认知。

人体是复杂的，这一点无须赘述。现代成像技术将认知提升到了几代人以前无法想象的水平。然而，仍有许多东西需要学习——不仅限于分子和生物化学层面，也包括涉及更大身体范围的解剖学领域。

2017年初，世界各地的报纸都宣告人体有了一个新的器官。几十年来，医生们都认为人体共有78个器官，但一项新发现使这一数字攀升至79*。经过数千年的研究，我们怎么会漏掉一个

---

* 这个数字被报纸广泛报道，可能是受到维基百科的启发。但它是一种错误的观念。人体器官的数量还没有官方统一的数字。这取决于你如何定义一个器官。常见的描述是，器官是身体上一个独立的部位，它执行一个或多个特定的功能。比如说，心脏作为一个独立的器官，它的任务很明确：将血液输送到全身各处。但这个定义也有点儿含混不清。我的大脚趾也是我身体独立的一部分，唯一的功能就是让我可以保持站立，那为什么它不能算作一个器官呢？身体里所有的骨头又算不算器官呢？78个器官也好，79个器官也罢，都足以在报纸上写成一篇优秀报道，但却无法得到解剖学界的支持。——原注（后文若无特殊说明，均为原注）

完整的器官呢？引发此新闻的是消化系统中的一部分——肠系膜。它连接胃和肠道，是人体中一个非常重要的衔接。事实上，肠系膜自古以来就为人所知，所以在某种意义上，如2017年的报纸头条那样把它描述成一种新发现的器官，有点儿不实事求是。

但从另一个意义上来讲，这确实是一个惊人的发现。医生们一直认为肠系膜是由一些碎片组成的，但最近的详细检查显示它是一个独立的结构体。因此，现在看来它将加入器官的大家庭，和其他器官平起平坐。

身体里还有什么其他的奥秘呢？这足以让诺贝尔生理学或医学奖在可预见的几个世纪里保持着充足的获奖者。大脑仍然是最大的难题。关于这个器官的知识每年都在突飞猛进地增长，但没有人知道记忆、思想和情感是如何在其中产生和被体验的。为了捕捉瞪羚和采集浆果而演化了几千年，能计算出遥远恒星的组成和重力井，还有足够的自我意识来思考这种令人惊叹的能力，这些高智商的"豆腐"是如何做到这些的呢？

不论文化和背景，为什么绝大多数人是右撇子？的确，为什么我们有一只优势手呢？为什么人类会演化出不同的血型、独一无二的指纹和脸红的能力呢（这会让我们在社交中处于劣势）？信息素在人类的性吸引力中起作用吗？为什么我们保留的几丛体毛没有长在其他部位呢？为什么与其他灵长类动物相比，人类的童年和青春期持续时间如此之久？诸如此类的问题如果列成清单，估计会和你的胳膊一样长。当然啦，具有相似肌肉组织的你，手臂为什么会比黑猩猩的细弱，只是另一个范例。

# 人类有五感

## Humans have five senses

你可能看过、听过这种说法：人类有五种感觉。如果你四处闻一闻，会觉得这只是一种嗅觉。除了视觉、听觉、嗅觉、触觉和味觉，我们的身体还有一个传感器"主板"为我们提供周围环境的信息。

闭上眼睛，身体向前倾。即使看不见，你也知道你的身体快要倒了。这些信息并不完全来自你的触觉。我们脑袋里都有某种类似精神层面的东西。内耳包含三个充满液体的环形管道。当头部倾斜或旋转时，液体的位置会发生变化。这种运动被绒毛记录下来，继而向大脑发送信号。大脑决定是否需要矫正运动，并相应地指导肌肉运动。我们称之为平衡感，它是由前庭系统调节的。没有理由不把它算作一种感觉。

然后来说说本体感觉，即"在哪里"感。它是身体构造的反馈，简单地说，就是你的胳膊和腿指向或移动的方向。闭上眼睛，大多数人可以摸到他们自己的鼻子并抓抓自己的头；只要你知道路是畅通的，在黑暗中行走并不比在光明中行走困难。本体感觉有它自己的传感器，其名称非常符合逻辑，就叫作本体感受器。它们是肌肉中特殊的感觉纤维，为大脑提供反馈。

我们还可以进一步丰富感官的功能。例如，我们的触觉可以被分解成不同的类型。疼痛、压力、瘙痒、冷热，在皮肤上都有不同的感觉。这是因为每一种感觉都被不同类型的受体所记录，所以，我们可以将它们视为不同的感官。

争论还围绕着感官是否还有更多的意义展开。如果我们将本体感觉称为一种感官功能，那么为什么其他的内部信号，比如饥饿或口渴就不是呢？从根本上来说，这取决于如何定义感官。但显然，传统的五感只是整个系统的一部分而已。

我们可能有五种以上的感官，但人们对现实世界的取样是极其有限的。以视觉为例，只有一小部分进入我们眼睛的光线会触发光感受器。在这里，"一小部分"是一个保守的说法。可见光范围还不到入射眼睛光波波长的十万分之一。我们从来没有演化出能够看到微波、紫外线、红外线或任何其他超出可见光谱的电磁波的能力*。

也许有一天，人类将通过基因工程或技术绑定来增强感官。

---

* 或者更确切地说，是我们所感知的颜色。香蕉本质上并不是黄色的，天空本身也不是蓝色的。物体以不同的方式反射和折射光线，使我们可以观察到不同的颜色，但这仅仅是因为人类大脑演化成了用这种方式记录事物。有些动物没有体验过任何颜色，有些动物能感知到超出我们能力范围的波长。香蕉在这两种情况下看起来非常不一样。我们可以想象一种生物，它并不将光感知为视觉，而是会将不同波长的光感知为不同频率的咔嗒声。"黄色"这个性质仅仅是对输入的一种理解。但无论作何理解，一切都发生在大脑中，而不是在香蕉上。

我们是不是很快就能"看到"无线电波，或观看微波炉烹饪食物，或享受360度的视觉呢？也许我们的感知能力会发展到能够直接从其他人类，甚至机器的经验中感受的程度。

已经有感知群体情绪的相关实验。成千上万人在社交媒体上表达的想法被算法评估和汇编在一起。输出结果被发送到一件触感背心上，它会通过膨胀和发出嗡嗡声来传递这些情感。穿戴者学着解读背心传来的刺激，从而"感受"网上流传的情绪。甚至我们常说的"第六感"读心术也能通过技术变为可能。由大脑控制的义肢虽稍显粗陋，却已经成为现实。当我们对大脑有了更多

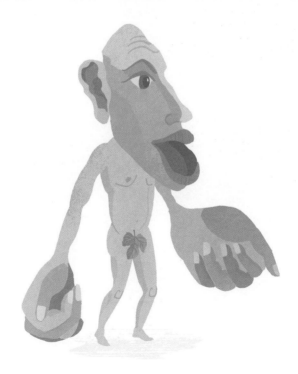

的了解时，就有可能将收发器直接连接在大脑上实现思维的直接发送。话说回来，这件事人们已经说了好几代了。

一些动物早已具备人类没有的额外感官。它们体验着一个我们只能想象的不同现实。候鸟中即便是不起眼的知更鸟，都能"看到"地球的磁场。磁场帮助它们导航。有些蛇能看见红外线。其他动物，如鲨鱼、鸭嘴兽和蜜蜂，还能探测到电场。鲨鱼利用这种能力来感知猎物肌肉中的微小电信号。某些种类的海豚也能做到这一点。再加上用于在浑浊的水中寻找方向的回声定位，海豚可能是所有哺乳动物中最敏感的。

# 人类有 10 根手指

## Humans have ten fingers

这个问题可以让你判定自己的孩子是否会成为一个书呆子。警告信号很早就能发觉：当你问他"你能用手指数到10吗"，他回答"不，但我能数到8，因为我只有8根手指和2根拇指"的时候，你就知道你家里有个挑剔的人了。

如果你是那种喜欢和小孩子较真儿的人，那么你可以通过给孩子看词典来反驳"八指理论"。大多数词典都支持两种定义。根据上下文，说人类有8根手指或10根手指都是合理的。

一位一直在听你们谈话的学究叔叔要开口了，话题还可以更加深入。"一个特定的人可能有10根（或8根）手指，"他可能会这样说，"但平均一下，人类并没有这么多。"他会争辩说，很多人会失去手指或手，然而很少有人生来就有多余的手指，这将手指在世界人口中的平均数量降低到9.9。他总结说："如果你有10根手指，那么你的手指数量高于世界平均水平。"

"啊哈！"一位一直饶有兴趣地跟在后面吹毛求疵的姨妈大声道，"但这只适用于平均值。使用其他测量一般水平的方法，如中位数和众数，那答案仍然是10根手指。"

　　这时你已经躲开这场谈话，在想自己干吗要开始这个话题了。你发誓再也不让你的手指被烧伤了，不论它们是8根、9.9根还是10根。

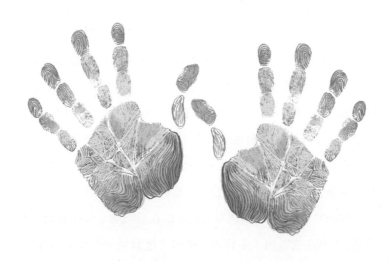

# 大部分身体热量是从头部散失的

## Most body heat is lost through the head

我必须承认，作为一个逐渐秃头的人，我对这颗智慧之珠特别关注。在寒冷的日子里，外出时我几乎都会戴羊毛帽子。所以，当我为撰写这本书查资料时，最令我惊讶的就是得知没有证据表明身体从头部散失热量最多。这并不是一个最近才出现的谬见，让我们向它的坚韧顽强脱帽致敬。

和所有优秀的小说一样，这个说法也有一个令人信服的背景故事。据说，大脑消耗的能量是如此之多，以至于它散失的热量远远超过身体其他区域。因此，你应该在寒冷的天气戴上帽子，否则会有体温过低的危险。

这一被广泛接受的看法在不亚于《英

国医学杂志》（*British Medical Journal*）——世界领先的学术期刊之一的重要出版物 * 上被驳斥。作者指出，任何裸露的身体部位都会像其他部位一样迅速地散失热量。头部没有特殊的辐射特性。它只是身体最常暴露的部分。很少有人会在寒冷的天气里不穿外套出门，但他们可能会不戴帽子。

这个谬论可以追溯到20世纪70年代一本颇有影响力的美国陆军生存手册，该手册被公众和军人广泛阅读。其中提出，多达50%的身体热量是通过头部流失的——这一说法在现代版本的手册中依然存在。这一论断被认为是基于20世纪50年代有缺陷的军事研究。研究对象被包裹在救生服中置于北极环境。他们确实通过头部失去了大部分的热量，但这仅仅是因为他们没有戴帽子。如果只穿着内裤，他们的热量就会从每处裸露的皮肤散发出去。

最初的军事研究从来没有被正确引用过，同时我发现也不太可能追查得到。它可能本身就是一条谬见，也可能是一项被歪曲的事实。即便如此，更好的文献研究也得出了同样的结论。在一项研究 ** 中，研究人员将适应力强的志愿者浸入冷水中。一些人被浸到下巴以下，另一些则完全淹没在水中（戴着水下呼吸器）。研究人员测量他们体温的变化后发现，头部"对体表热量损失的

---

\* 尽管如此，但这是在一篇异想天开的圣诞主题文章中被报道的，而不是同行评议的文章。持怀疑态度是必要的。

\*\* 参见 T. Pretorius et al., 2006, doi:10.1152/japplphysiol.01241.2005。

贡献并不比身体其他部位大"。

换句话说，如果你光着身子在北极苔原上漫步，你身体各个部位的热量都会以同样的速度流失。或许10%的损失将来自头部。但这里有一个陷阱，它为这个古老的谬见提供了一线可能。如果你确实裹得暖暖的，但让你的头暴露在外面，那么你的体核温度（core temperature）可能会受到影响。头皮比大多数其他表面区域含有更多的血管，暴露在空气中会使流经的血液冷却，然后血液再向下进入核心。看来仍然有充分的理由在寒冷的天气里戴上那顶羊毛帽子。

# 静脉是蓝色的，动脉是红色的

## Veins are blue and arteries red

有些人认为人类的血是蓝色的。在开始撰写本书之前，我并不知道还存在这样的误解，但这似乎是一个相当普遍的看法。伪科学的推理过程是这样的：任何皮肤白皙的人只要看手背就能看出静脉是蓝色的。静脉之所以是蓝色，是因为其中含有蓝色的血液。只有当肺部供氧并流经动脉时，血液才会变红。我们割伤自己的时候看不到蓝色的血是因为它一接触空气就会氧化，变成红色。

听起来有点儿道理，但这一连串的陈述中，几乎每一句话都有缺陷或错误。没有人是蓝血，即便英国女王也不是。血液确实有深浅不一的红色——在动脉中充满氧时呈鲜红色，而在静脉中呈较暗较深的颜色——但以前不是，以后也不会是蓝色。这个想法从何而来？

部分原因是手背的血管。如果你把手切开来看一看（请不要），会发现所有的血管都是粉红色的，偶尔接近栗色。它们可能从外面看起来是蓝色的，但这是光线引起的错觉。皮肤会过滤掉静脉反射的光线，去掉皮肤后所有的血管都是红色的。这种颜色来自一种叫作血红蛋白的分子。正是血红蛋白中的铁原子与氧气结合，使其能够在体内运输氧分子。一个常见的误解——也是我在学校学到的一个误解——会让我们相信，血液之所以是红色的，是因为水环境中的氧化铁（想想铁锈，当铁、空气和水结合时就会形成）。事实上，颜色主要是血红蛋白更宽的空间结构造成的，而不是铁的关系。

解剖图和模型进一步强化了蓝色血液的谬见。通常情况下，动脉是红色的，静脉是蓝色的。这是一种区分这两种不同类型血管的有效方法，但它与身体实际情况并不相符。

有些动物确实有蓝色血液，比如蜘蛛和甲壳纲动物。它们的血液是因血蓝蛋白和铜显色的，而不是血红蛋白和铁。某些蠕虫有绿色的血液。最奇怪的是南极洲的眼斑雪冰鱼（*Chionodraco rastrospinosus*），它的血液是透明的。它们演化到不需要任何类似血红蛋白的分子就能运输氧气，只需要溶解血液中的氧气就足以生存了。

# 人类每晚需要

# 8 小时充足睡眠

## Humans need a solid eight hours
## of sleep every night

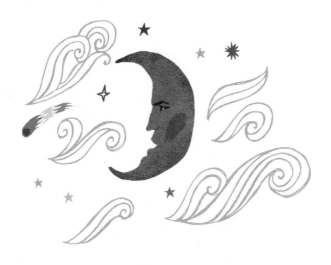

　　如果那些唐纳德·特朗普（Donald Trump）诸多争议政策的
反对者想知道他晚上是怎么睡觉的，答案是：他不——怎么睡觉。
"每天睡12～14个小时的人怎么和睡3～4个小时的人竞争呢？"
他曾经这样反问一位记者。他是众多吹嘘自己只需最少睡眠时间
就能活下去的总统之一。他有不少杰出的同伴，英国前首相撒切
尔夫人（Margaret Thatcher）每晚可以只睡4个小时。铁娘子经
常让官员们研究政策直到凌晨，然后天一亮就起床看早间新闻。
比尔·克林顿（Bill Clinton）也是个夜猫子，工作时间和拿破仑

夫人（Mrs T. Napoleon）差不多：当他被问及一个人需要睡多少小时时，某种程度他已经做出了回答："男人睡6个小时，女人睡7个小时，而傻瓜睡8个小时。"

医学上有很多关于睡眠的发现，但我们仍然不能完全搞清楚为什么人类，以及或多或少你能想到的其他的动物*需要睡觉。虽然睡眠不足会影响免疫系统和激素水平，但最大的输家是大脑。我们的睡眠被认为有助于加强和修剪这个器官中的联结——稳定记忆和清除不重要的连接。睡眠也是一个冲洗白天大脑中产生的化学废物的机会。正如科学家们常说的：还需要更多的研究。

缺乏睡眠一点儿也不有趣。我们都很熟悉这些情况：困倦、易怒、紧张、注意力不集中。就像生活中的大多数事情一样，滚石乐队（The Rolling Stones）的基思·理查兹（Keith Richards）曾经把这件事发挥到了极致。据传，在连续9天没有睡觉之后，这名摇滚歌手突然倒地并撞伤了鼻子。经常性的失眠可能会有更严重的后果。研究表明，睡眠不足会增加患心脏病、肥胖症和糖尿病的风险。免疫系统也会被削弱，使失眠症患者容易感染疾病。

但最佳睡眠时间是多少呢？每晚8个小时是一个普遍的答案。这意味着一个健康的人在一生中1/3的时间里是无意识的。这样

---

\* 包括一些蠕虫和昆虫的大多数动物都需要睡眠或者类似的行为。然而动物在睡眠状态下特别容易受到伤害，所以这种行为演化得如此之早，而且如此普遍，一定存在充分的成因。

说来，就很容易理解为什么工作狂和创造型人才想要追回那些停工时间。真是浪费生命！然而，应该记住的是，8小时是一个基于平均水平的建议。每个人的睡眠需求都不一样。有些人可能每晚需要10个小时，而有些人则仅需6个小时就能恢复精力。毕竟，同一尺寸的睡衣不可能适合所有人。

有证据表明，连续8个小时的睡眠并不是人类的自然状态。我们的祖先更适应日出日落的节奏，他们会先睡4个小时，在放松的觉醒状态下度过几小时后，再睡4个小时。工业革命前，提及"第一次睡眠"和"第二次睡眠"的作品比比皆是。从乔叟（Chaucer）的《坎特伯雷故事集》（*The Canterbury Tales*）到医生的病历，都把这种两段式睡眠描述得好像司空见惯。这可能是我们的自然偏好。有限的研究表明，如果测试者长时间待在黑暗的房间里，他们会恢复到这种模式。其他人则认为，睡眠间隔是一种实际需要。我们的祖先——至少是那些生活在寒冷气候中的祖先——不得不半夜起床查看篝火，以保证其持续燃烧。现如今，电灯、自动加热装置和精确计时器等现代"奢侈品"已经消除了这种需求。

唐纳德·特朗普真的能**每晚**只睡三四个小时吗？很可能不会。我怀疑他偶尔晚上睡得很少，然后会在接下来的晚上睡上五六个小时。宣称他是一个很少睡觉的人，这或许可以在很大程度上解释他总统任期上的某些不稳定表现，但更有可能是吹牛和选择性记忆的混合结果。唐纳德，如果这是假新闻且你想要澄清事实，请通过我的出版商与我联系。

# 女人的肋骨比男人多

## Women have more ribs than men

男人和女人的肋骨数量是完全一样的：24根12对。
一个持续流传的传说使我们相信女人的肋骨比男人
的多两根。这种误解通常来自《圣经·创世记》，
此卷描述了第一个，也是最令人印象深刻的
组织工程案例：

> 耶和华神使他沉睡，他就睡了。于是取下
> 他的一条肋骨，又把肉合起来。耶和华神就用那人
> 身上所取的肋骨，造成一个女人，领她到那人跟前。
> （《创世记》2:21-22）

这段话并不是意味着夏娃（Eve）最后拥有了更多的肋骨，
只是阐述了在创造夏娃的过程中，亚当（Adam）失去了一根肋
骨。无论如何，他们的孩子不会受到这场超自然外科手术的影
响。无论耶和华神从亚当身上取下多少块骨头，他的脱氧核糖核

酸（DNA）都可以为后代提供充足的肋骨。

拥有超过标准的24根肋骨是有可能的。有0.5%～1%的人有颈肋（cervical rib）——在胸廓上方的颈部多生长出的骨头。这些骨头通常是无害的，但在某些情况下会压迫神经。有趣的是，颈肋在女性中比男性更常见 *。因此，一个坚定的书呆子可以证明，女性的肋骨确实比男性多，即便只是比巨大群体的平均水平略微多了那么一点点。

---

* 参见 J. Brewin et al., 2009, doi:10.1002/ca.20774。

# 一样的部位，不一样的名称

## Same thing, different name

医生经常用很高级的术语来描述身体部位。他们把我们说的膝盖骨叫作髌骨，把大拇指叫作拇指。当我们咨询美人骨时，他们会检查锁骨。他们知道从臀间裂到尺骨鹰嘴的很多术语。

他们不是傲慢自大，也不是卖弄辞藻。使用这些源自拉丁语的术语有两个优点。一是它们更加准确——"下颌"是"下巴"的医学名称，且特指下巴的下半部分；二是方便与来自世界各地的同行交流，因为某个部位的俗称可能有所不同。称髌骨为膝盖骨并不是"错误的"，但医学术语的准确性更高。比如下面这几个例子。

| 俗称 | 医学术语 |
| --- | --- |
| 胳肢窝 | 腋（窝） |
| 肚脐眼 | 脐 |
| 大脚趾 | 蹬趾 |
| 胸膛 | 胸骨 |
| 美人骨 | 锁骨 |
| 手肘 | 鹰嘴（骨头的尖端） |
| 下巴（下部分） | 下颌 |
| 膝盖骨 | 髌骨 |
| 腿窝 | 腘窝 |
| 小脚趾 | 小趾 |
| 蝴蝶骨 | 肩胛骨 |
| 尾骨 | 尾椎 |
| 大拇指 | 拇指 |

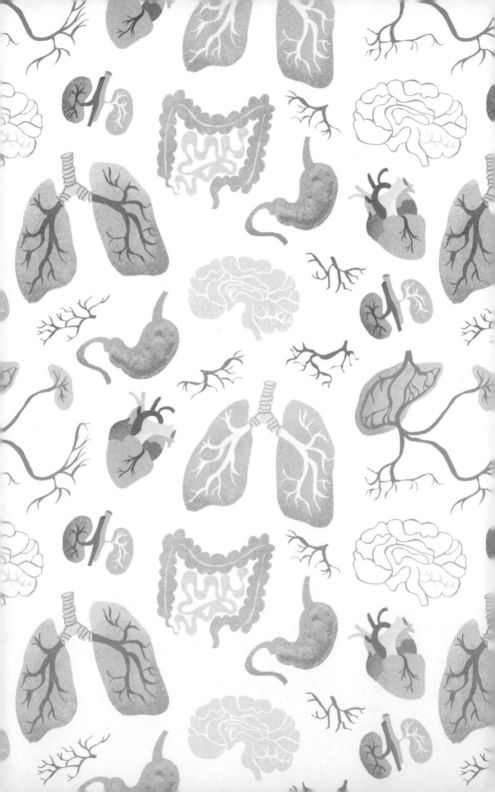

# 器官

## Organs

你知道你的胃在哪里吗?

你是"右脑人"吗?阑尾有什么作用?

# 你的胃在肚脐后面

## Your stomach is down behind your belly button

我们的内脏很神秘。大多数人永远也看不到自己的肠、胃、肝、肾。这是一个奇怪的事实。你身体的绝大部分从来没有被任何人看见过。这种对内部的一无所知导致了有趣的副作用。你是不是经常听到有人说她们肚子（这通常是胃的俗称）里有个婴儿？想想看，用来消化的胃部环境酸性很强，应该是你最不想孕育胎儿的地方。

我们通常认为胃隐藏在肚脐后面。事实上，它更像一个优胜者般处于肠道之上。它在腹部的位置比我们大多数人意识到的要高得多。找到你底部肋骨交会的中点，然后向下移3个手指，再向左移3个手指。这个位置应该就是你的胃部中心所在。比起肚脐，它离乳头更近 *。

---

\* 这让我回忆起小时候害怕肚脐会松开的恐惧感。有一种观点认为，这个棘手的脐结可能会被解开，造成血淋淋的后果。这种观点很普遍，而且不仅仅是儿童这样认为。幸运的是，肚脐并不比皮肤上的任何其他部位更容易打开。因为它不是一个结，而是脐带融合残端愈合留下的疤痕组织。

当我们因紧张而感到胃部痉挛时，感觉到的疼痛实际上可能来自肠道的其他部分。你不会惊讶于"胃里像有蝴蝶乱舞"（butterflies in the stomach）*的感觉与真实的蝴蝶无关，会让你更惊讶的是这事和胃其实也没什么关系。这种战栗的感觉源自肠道，在紧张状态下，供应肠道肌肉的血液会转移到更利于我们逃跑的地方，比如腿部肌肉。这就是著名的"战斗或逃跑"反应。胃部也会受到这种内部变化的影响，但它主要还是一种肠道现象。

同理，"烧心"（胃灼热）的感觉通常也与心脏无关。它是由于胃酸偷偷溜进它不该去的食道而引起的。食道缺少保护膜，因此胃酸会造成其轻微的损伤和疼痛。我们之所以称这种感觉为"烧心"，是因为胃和食道的连接处靠近心脏。这两个系统距离太近，以至于它们共享着相同的神经分布。因此，尽管它们有着截然不同的运作原理，胃灼热的症状与心脏病发作的症状却极其相似。

其他器官的位置也会令人大吃一惊。心脏通常被认为位于胸腔的左侧，其实最好把它想成是在身体中央，只是左半部分更大一点儿。如果威尔士女歌手邦妮·泰勒（Bonnie Tyler）用外科手术展示她最成功的作品《心之全蚀》（*Total Eclipse of the Heart*)，那么落在心灵左边和右边的悲戚阴影面积大概差不了多少。

肝在体内的位置也比通常想象的要高。它位于右肺正下方，

---

* 英语中，此短语通常用来形容紧张，类似中文里的"内心七上八下"。——编注

胃的旁边。肾的位置也比通常想象的要高，紧挨着肝和脾。由于神经的连接方式，肾脏引发的疼痛表现位置通常较低，接近膀胱，对男性来说，甚至会感到接近睾丸。

有些人的器官位置连医生都想不到。在罕见的内脏反位情况下，器官会位于正常位置的镜像位。例如，肝在左边，而脾胃在右边。内脏反位通常没有副作用。那些存在这种情况的人可能完全不知道他们拥有"方向相反"的身体，直到他们遇到医学问题——比如阑尾破裂发生在左侧而不是右侧。器官移植也会因为反向的连接通路而更复杂。

# 肝是人体最大的器官

## The liver is the largest organ

正常成年人的肝通常重约1.5千克。它是人体较大的组织之一，形状和大小与茄子差不多。肝是人体的多面手，大约具有500种功能，包括分解毒素、能量储备和产生胆汁。最好不要现在就去找，但如果你要找的话，在胃的上面、肺的下面你会发现它——胸腔和腹腔交界的地方。

肝是最大的内脏器官，重量甚至比大脑还重。然而，它并不

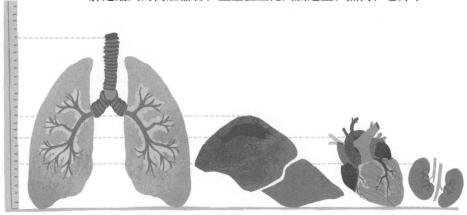

是所有器官中最大的。这个荣誉属于皮肤。皮肤看起来不像是个器官。它不是一团你可以拿在手里的东西，也不类似心、肝、肾那样可以从屠夫那里买到。但皮肤是身体上具有特定功能的独立部分，所以它被归类为一个器官。

如果完整剥下一个成年人的皮肤，它能够覆盖两平方米，这足以恐怖地覆盖半张乒乓球桌\*。就重量而言，皮肤约占体重的16%。当然，绝对重量取决于你有多大的块头。通常是4.5千克上下——相当于一个小微波炉的重量。如果你觉得有点儿惊讶，那请想想你周身皮肤的厚度是不同的。脚底和脚趾底部等部位尤其厚实，这些都使皮肤以一定优势成为人体最重的器官。

有些不幸的人会有更重的身体"部位"。尽管称它们为器官有些牵强，但肿瘤可以长到使身体衰弱的大小，其重量远远超过肝或皮肤。有记录以来，最大的一个肿瘤是1991年从加州一位女士的腹部取出来的。它的直径足足有一米，重达136千克。术后患者体重仅有95千克，明显低于肿瘤的重量。

---

\* 据我所知，人类皮肤还从未被用于制作此类物品。然而，几个世纪以来，还是发现了许多其他可怕的用途。在19世纪，被绞死的罪犯偶尔会被剥皮做成书的皮质封面。臭名昭著的杀人犯和盗墓贼威廉·伯克（William Burke）的人皮制品可能是最广为人知的，还有一些类似案件想必读者也有所耳闻。人类的皮肤也曾被用来制作鞋子、钱包甚至鼓面。

# 人类只用了大脑的10%

## Humans only use 10 per cent of their brains

就我们所知，人类的大脑在整个宇宙中都是独一无二的。没有任何其他物体能有如此惊人的多功能。还有什么构造可以同时控制毛衣针、想象从未存在过的面孔、坠入爱河或欣赏爵士乐呢？

你脑中大量的细胞是以什么方式聚集在一起实现意识、情感、理性思维和自我意识的呢？这就像是有某种魔法，神秘未知的同时，也导致了对信息的轻信。任何你随口瞎编的关于大脑的胡言乱语都能找到点头附和的听众。这也许就是"我们只使用了大脑的10%"这个传言能够大行其道的原因。这一可疑的统计数据说明：还有90%的大脑处于休眠状态，等待被利用。泛滥的自我提升类书籍都在这样向我们暗示。

即使光看字面，这话也很荒唐。这个"使用"指的是什么？我可以说我只使用了任何一颗牙齿的5%，也就是牙齿的咀嚼面。这是否意味着牙齿其余的部分就是无用的呢？不。它们起着结构性的作用，将咀嚼面固定在适当的位置。牙齿对肢体语言的塑造

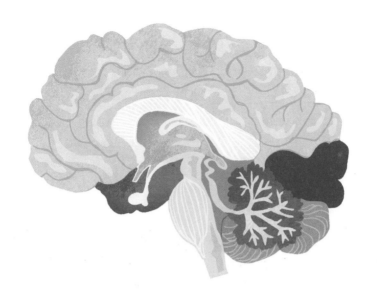

也有帮助。露出牙齿是用肢体语言表示愤怒或恐惧的关键部分。牙齿可不仅仅只有"使用"这一点儿小功能。我们需要考虑关于牙齿的一切，而不是只考虑牙齿本身。

大脑也是如此。我们都听说过神经元，一种可形成复杂连接的脑细胞，能够控制、反应、记忆和思考。令人惊讶的是，它们只占大脑的一半*。神经胶质细胞得到的关注要少得多，但我们每个人都有1000亿个神经胶质细胞。这些细胞不携带神经脉冲信号，但起着辅助作用。有些为神经元提供营养和氧气；有些则作为清洁工，清除毒素和死亡细胞；还有一些则像脚手架一样将神经元

---

* 长久以来，神经胶质细胞与神经元的比例都被认为对神经胶质细胞有利，它高达10∶1。近期研究（C.S. von Bartheld et al,2016,doi:10.1002/cne.24040）表明，这一比例接近1∶1。

固定在一个特定的方向上；另一些则包裹在神经元周围形成绝缘鞘。这样说来，你用不了一半的脑细胞就能完成与它相关的任务，但这跟说"一半的大脑是闲置无用的"完全是两码事。

这个荒谬的说法经常被描述为"我们只使用了大脑能力的10%"，这使我们认为在谈论的是神经元。但如果只考虑神经元，这种说法成立吗？恐怕也不见得。关于大脑的功能，我们还有很多东西需要研究，但脑部扫描结果清晰地显示，大脑中所有区域都会在一天中的某个时刻被用到。

这并不意味着这些区域内的所有神经元都在活动。即使只有100人在呐喊，能容纳成千上万足球观众的体育场里也会听起来相当热闹。（目前）我们还不可能监控大脑中的每一个神经元（毕竟有数十亿个），所以我们无法确切知道任意指定的时刻有多少神经元处于活跃状态。出于同样的原因，也没有办法证明确实有10%的神经元是活跃的。考虑到这个谬论至少可以追溯到20世纪初——当时还没有任何形式的脑部扫描——这个数字显然是凭空捏造的，没有任何测量依据。

即便如此，没有了大脑的某些部分也可以快乐地生活。通过手术切除整个区域，如颞叶，有时是治疗癫痫的必要手段。这会带来一些糟糕的后果，包括失忆和语言问题。然而，大脑是一个适应力很强的器官。其中的细胞会重新连接，作为对缺失部分的补偿。一些接受此类脑部手术的病人智商甚至会有所提高。

在一种被称为大脑半球切除术的极端手术中，外科医生会切除一半大脑或使其失去功能。让我再说一遍，以防你跳过这一句: 整整一半的大脑可以在不致死病人的情况下被切除。

这种不得已的手术只对那些每天在同一大脑半球发作癫痫的人有帮助。它很有效。一份报告指出,接受该手术的儿童中有86%不再发作癫痫。值得注意的是,尽管很多人一只眼睛失明,只有单只手能活动,但他们几乎没有长期的认知障碍。一些孩子甚至在课堂上有了进步——大概是由于癫痫突然不再发作。

最后两段似乎支持这一概念: 即使超过了10%,我们使用的依旧只是大脑的一部分。虽说我们丢失一大部分大脑后仍然可以存活,但这并不等于不使用这些部分。如果有个贼偷走了我的乘客座位、窗户、空调和收音机,事实上我的车还能开,但这并不意味着我不需要这些部件。

尽管如此,这种谬论还是随处可见。对于某些人来说,这是一个非常方便的工具。那些出售励志图书的人可以将这90%视为一个未开发的潜力宝库,只有他们能教你如何利用这些潜力。相信自己有灵力(或者希望你相信他们有灵力)的神秘主义者也对大脑未被完全使用的谣言津津乐道。如果能学会利用另外90%的大脑,我们也许都能学会读心术、与死者交谈、预见未来或以意念弄弯勺子。

奇怪的是,那些声称能够利用这些"休眠大脑"资源的人,很少(如果有的话)能跻身世界顶尖的科学家、哲学家、数学家或任何其他智力职业之列。如果他们真的能够利用额外的智力——甚至可以读懂别人的想法——为什么他们的简历从来没有超出励志演讲或心灵感悟杂谈的范围呢?

# 你不是"左脑人"就是"右脑人"

## You're either a left-brain person or a right-brain person

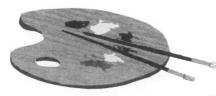

你曾被告知自己是一个"右脑人"吗？你可能会在杂志或脸书（Facebook）应用程序上回答了一系列关于自己的多项选择题，然后得到这个结论。如果你是"右脑人"，你就会有点儿艺术细胞，喜欢有创意的事，喜欢社交，喜欢在公交车站大声唱歌。如果你是一个逻辑性更强的思考者，喜欢列清单和填字游戏，那你就是一个"左脑人"。你绝对不会在公共汽车站唱歌，你可能会站在那里分析时刻表，对起点与目的地之间乐观的行程时长感到满意。

人们普遍认为，我们的个性可以一分为二：艺术技能是由右脑控制的，而更多的分析技能来自左脑。你可以用你的右脑来创作一幅麦田的印象派画作，而你的"左脑朋友"则会制作一张农作物产量的电子表格。

事情没有那么简单。人类的大脑太复杂，各部分之间有着太多的相互联系，不能如此粗略地概括。那些认为米开朗基罗

（Michelangelo）更多地使用右脑，而牛顿（Newton）的左脑过度发达之类的想法根本是无稽之谈。这种宽泛的陈述是大众心理学杂志的主要内容，但它并没有现实依据。

的确，某些脑力劳动主要是在大脑的某一个区域完成的。例如，大部分语言方面的事是由左脑控制的，而右脑在面部识别上负责更多。但是你的性格类型不是由特定的大脑半球决定的。成像实验表明，我们的个体通常不会偏爱大脑的某一边胜过另一边。在大多数任务中，两个半球在共同工作。

你仔细思考一下就会明白——再次想象一下你在画麦田。你的大脑需要精确控制你的手臂和手部肌肉。你必须计算笔触的最佳角度和力度，选择合适的画笔，并选择一天中光线最佳的时刻。你的想象力会在麦田里驰骋，综合起并未直接映射在真实场景中的色彩、形状和印象。你的大脑必须把三维的现实转换成二维的

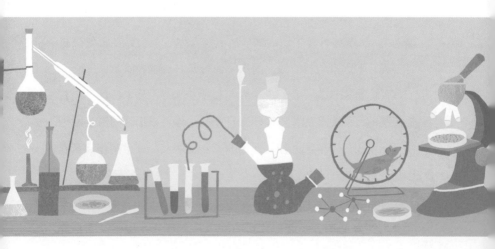

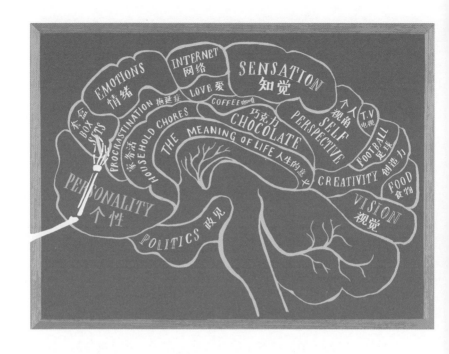

平面。你必须在调色板上混合颜料……这些任务中哪些涉及左脑，哪些涉及右脑呢？

首先，你大概得有创作这幅画的动机、一种户外绘画的传统意识，以及对一些你想要模仿的伟大画家的欣赏。你权衡了培训和材料的费用。你为了找出时间来画画，对你的老板撒谎。当一天结束时，你打开照片墙（Instagram）向更广阔的世界展示你的作品……绘画不仅仅是一种创造性的行为，它还需要创造者具备许多技能，其中一些技能来自左脑，一些来自右脑，但大多数技能来自两者的相互作用。

顺便说一句，左撇子比右撇子更有创造力这一古老传闻也值得怀疑。是的，人们很容易就能找到喜欢用左手的天才名单：列奥纳多·达·芬奇（Leonardo da Vinci）、沃尔夫冈·莫扎特（Wolfgang Mozart）、居里夫人（Marie Curie）、比尔·盖茨（Bill Gates）和阿尔伯特·爱因斯坦（Albert Einstein）。除了列奥纳多和爱因斯坦可能会"左右开弓"，你也能很容易地列出"右手天才"名单。根据对应的领域，我们可以列举出：提香（Titian）、古斯塔夫·马勒（Gustav Mahler）、路易·巴斯德（Louis Pasteur，顺便提一句，就是他发现化学物质也有类似于左右手的左右旋之分）、埃隆·马斯克（Elon Musk）和尼尔斯·玻尔（Niels Bohr）。

　　很难证明左撇子与智力或创造力有关。这些素质很难定义和衡量。不过，一些统计数据也很有趣。虽然只有10%的人是左撇子，但25%的阿波罗宇航员喜欢用左手。在已离任的六位美国总统中，有四位[里根（Reagan）、老布什（G.H.W. Bush）、克林顿和奥巴马（Obama）]是左撇子或能够左右开弓。

# 除颤器可以让停跳的心脏重新跳动

## A flatlining heart can be restarted with a defibrillator

做好准备，小心被震惊到——停跳的心脏不能通过电击恢复跳动。

这几乎与你看过的每部医疗剧中的情节都背道而驰。那些医疗剧混淆了常识。一个失去了生物电活动的心脏能够用除颤器恢复生机吗？这就好比用外部电源绕过耗尽的蓄电池来尝试以跨接电线的方法发动一辆汽车。这肯定是不行的。

调节心律的电脉冲依赖于带电粒子的进进出出——主要是钙、钠、钾离子。这些带电元素通过细胞膜上的专门通道进出心脏细胞时，跨膜电压会发生变化，导致细胞收缩或放松。邻近的细胞随之加入进来。细胞依次收缩放松，使得兴奋波在心脏中传播，从而心脏能够跳动，血液能够循环。

电解质在心脏细胞中的涨落是相当美妙的，如果你有时间，很值得对其做进一步研究（去看看在线视频吧，很难通过书面描述来记录各种离子的活动）。它们的"舞蹈"从不停止。一旦它们停下，你肯定会陷入可怕的医疗麻烦。

当一个人的心电图显示平直状态，就意味着心脏已经没有生物电活动了，电解质的复杂"舞蹈"已经停止或减少到无法检测出来的水平。电击在这时候是于事无补的，这就像我们试图去用跨接电线来发动一辆没有燃料的汽车一样。

有时，心电图进入平直状态的病人也能够复苏。医生将通过反复按压病人胸腔（心肺复苏）尝试让心脏恢复跳动。病人将被注射肾上腺素或类似的药物来提高血压。与此同时，其他医护人员会试图找出心脏最初停止跳动的原因——例如，血管栓塞或血压过低。任何时候都不会有人高举除颤器，大喊着"让开"冲向垂死的患者。

电击只有在心脏仍有些许生物电活动——可电击复律心律——时才会起作用。最常见的情况是，心脏停止了我们熟悉的"扑通扑通"跳动，开始颤动。个别细胞仍在通透电解质，但不是以一种协调的方式——就像一群老友，每个人都在哼着不同的歌。用除颤器电击心脏会迫使所有的细胞同时收缩，让它们恢复到相同的状态。如果操作成功，就会恢复正常的心律。

训练有素的医生只会在心电监护仪显示出不规则活动时使用除颤器。"电视医生"的眼睛则只是在努力寻找那条直线。突然的停顿比磕磕绊绊的衰减更容易突显戏剧张力。观众希望看到的也是心脏骤停这种熟悉的死亡调调。这完全是影视制片厂编造的谎言。

# 阑尾没什么用

## The appendix has no known function

可怜的老阑尾有着无用器官的名声。它像条蠕虫一样凸出于大肠，还是一个无处可去的管状结构。甚至在英文中，它的名字都要和书中提供冗余信息的"附录"共用一个单词，这也间接表示了它不重要。它唯一的作用是当它决定闹出点儿动静时，会让原本健康的人痛苦地尖叫。阑尾充其量算是一个"残遗器官"——

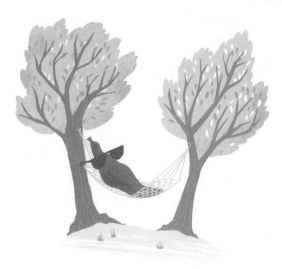

一个对我们狩猎采集的祖先有用，后来因人类饮食结构变化而多余和萎缩的消化工具。它可以——事实上是经常——在没有任何不良影响的情况下被切除。所以说，这是一个毫无意义的器官。

至少大众是这么想的。但现在看来，阑尾是益生菌的蓄养池。帮助我们对抗疾病的微生物就储存在那里，一旦疾病在更大范围的消化道内消灭了它们的同类，它们就会被重新部署起来。这已经被临床验证了*。没有阑尾的病人比有阑尾的病人更容易复发因艰难梭菌（*Clostridium difficile*）引起的肠道感染。结论显示，在第一次感染后，它有助于恢复肠道益生菌的数量，帮助抵御未来的各种攻击。不过，应当指出，这种联系仍然是不太明确的。

阑尾在人体免疫系统中也扮演着重要角色。在我们的青少年时期，阑尾有助于白细胞和某些抗体的形成。在胎儿阶段，阑尾产生的肽激素会促进内环境稳定，这是一系列复杂的相互作用，可以使人体内部环境保持平衡。而随着年龄的增长，这些作用会逐渐减弱。

那些切除阑尾的人通常会过着完全不受影响的生活。不过，如果可能的话，阑尾还是值得保留的。它有时被外科医生用作备用器官。例如，它可以被用作输尿管，将尿液从肾脏输送到膀胱。

阑尾并不是我们身体上唯一摘除掉也能活下去的部分。牙齿、手指、四肢显然都不是生命所必需的，许多内脏器官也是可以摘掉的：人类只需要一个肾就能很好地工作。同样地，一叶完

---

\*　参见 G.Y. Im et al., 2011, doi:org/10.1016/ j.cgh.2011.06.006。

整的肺被切除也只有轻微的影响。你只有一个脾，但它是"最好有"而不是"必须有"。没有脾的人通常也能过着正常的生活，只是感染的风险增加了。胃也不是必需的，采取妥当的手术，肠道也能应付大多数食物。除了显而易见的后果（不能繁殖后代），舍弃所有的生殖器官也几乎没有不良影响。说起来可能很奇怪，去除超过1/4的骨骼，你仍能活得很充实——那些没有脚的人少了206块骨骼中的52块。你甚至可以切除一半的大脑，就像我们在前文中叙述的那样。我们随身携带的很多东西并不是不可或缺的。

# 善于骗人的民间故事杂集

## A miscellanea of dodgy folk tales

本节主要针对那些传统的无稽之谈（old wives tales）*。这个英文短语其实有点儿过时了。在我看来，男人和女人一样，也经常传播这些奇闻异事，而且和年龄也没有什么关系。

**秃头男人更有男子气概**：布鲁斯·威利斯（Bruce Willis）、塞缪尔·杰克逊（Samuel L. Jackson）、《速度与激情》（*The Fast and the Furious*）系列电影中一半的演员……都是阳刚、男子气概的秃头形象。寸草不生的头皮长期被认为与高水平的男性主要性激素——睾酮有关。其实这种联系很有限。不分泌睾酮的男性（例如，被阉割过的男性）不会秃头。产生性激素的人（绝大多数）可能会秃头，但发病率似乎与睾酮水平无关。即使有也只有一小部分关系。男性是否会秃头取决于其他因素，这些因素与男子气概、性冲动或疯狂飙车能力无关。

**胡萝卜能增强夜视能力**：本书所有的奇闻中，这条有着最不

---

* 英文短语直译为"老妇人们的传说"。——编注

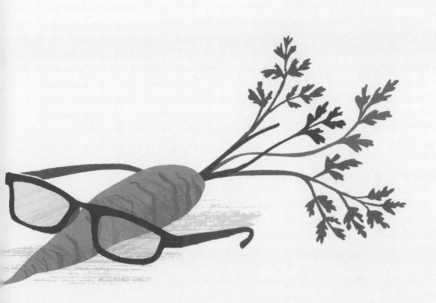

寻常的出处。据说是英国空军在第二次世界大战期间编造的，以解释皇家空军在夜间也能发现敌方轰炸机的神奇能力。事实上，当时的英国飞行员是使用一种新型雷达来发现正在接近的德军飞机的，政府不想让德国人知道这项绝密技术，因此放出消息称英国飞行员吃了大量胡萝卜，以帮助他们在黑暗中看清并击落更多的轰炸机。这真是一个很棒的故事，但很难予以证实。政府确实鼓励飞行员和公众吃胡萝卜来帮助改善夜视能力。但这真的是为了故意转移德国人对雷达的注意力吗？这个传闻在战争开始后不久就出现了，但即使是在像揭穿谣言（Snopes.com）这样专门辟谣的网站上，也从未得到任何证据的支持。

回到胡萝卜本身，它真的能提高夜视能力吗？在一定程度上，这个饮食建议是合理的。胡萝卜富含维生素A，这是一种帮助眼睛适应黑暗环境的物质。吃蔬菜能保证正常的夜间视力，任何生活在灯火管制下或夜间驾驶飞机的人，都应该吃胡萝卜和其他蔬菜来保持他们夜视能力的健康。但是达到正常视力范围后，胡萝卜并不能更多地改善视力。这一观点之所以仍被广泛接受，可能是因为在某些方面它相当有用——有多少孩子被大人说服，相信吃胡萝卜就会获得超能力呢？

**吃奶酪会做噩梦**：查尔斯·狄更斯（Charles Dickens）的《圣诞颂歌》（*A Christmas Carol*）中有一段特别难忘的对白，斯克鲁奇（Scrooge）抱怨晚餐带来的噩梦，他告诉他前商业伙伴的鬼魂："你也许是一小块儿未消化的牛肉，一摊芥末酱，一点儿奶酪渣，一块儿半生不熟的土豆。不管你是什么，你身上的油分总比土分多！"这不仅是文学作品中最糟糕的双关语，也是一个谬论。没有证据表明奶酪或其他食物与我们梦的质量或数量有关。这多半是因为吃得太晚，身体要不停消化食物从而影响睡眠，但迄今为止还没有证据表明吃得太晚与噩梦或其他类型的梦有关。

**吞下口香糖是危险的**：这个传言的变种和口香糖的口味一样多。有人说口香糖不能被消化，会在肠道里滞留7年。另一些人认为它会黏附在你的内脏里造成堵塞，或者让你的肠道拧成麻花。很抱歉，我要戳破这个谎言大泡泡。事实上，吞咽口香糖几乎没有健康风险。没错，我们的身体的确无法消化大部分口香糖，但只要你不一口吞下一整袋就没什么问题。口香糖不能被消化，吞下后没几天就会搭着其他食物的便车，进入你的马桶。

**如果流鼻血，应该把头向后仰**：这一措施可能会减少滴到地板上的血液量，但它不会对流血本身产生多大影响。如果你向后仰着头，血液反而会流到喉咙里，还可能引起昏厥从而使你有被鼻血呛到的风险（诚然，这个概率很小）。最好的办法是坐下来，然后用一团纸巾堵住鼻孔。

**手淫会导致失明**：此条谣言通常针对的是男性，可能引发的其他症状还包括阳痿、不育、秃头、畸形以及令人困惑的多毛手掌。手淫对身体健康其实没有危害。

**你可以从马桶座上受孕**：目前还没有任何从马桶座上受孕的先例。不过我想这在技术上应该是可行的。要想做到，你必须：（1）是女性；（2）坐在某人最近手淫过的座位上；（3）想办法收集精液；（4）以某种形式自我授精；（5）有非常强的生育能力。除非你有一些不同寻常的如厕习惯，否则不太可能完成这样一个过程。

**皱眉比微笑需要更多的肌肉**：这句古老的格言是"振作起来"的伪科学说法。有时，参与动作的肌肉数量还是比较明确的：例如，皱眉时50块，微笑时13块。这些数字会随着每一次讲述而变化，这正是表明有些事情"不靠谱"的标志。传言似乎开始于20世纪20年代常见的报纸广告：一个非理性的逻辑会促使你买一件衣服，因为它会让你微笑，而科学家说微笑用到的肌肉更少。（同理，场景可替换为一堂摄影课，或一些太妃糖——这可真的是一个屡试不爽的句式。）那时候，皱眉与微笑用到的肌肉的比例一直是62:15，而现在，这个比例已经变成了任意一对数字。真正的答案是不可能确定的。这取决于由什么肌肉构成了微笑和皱眉，它们各自都有很多种形式，并非只有一种固定模式。另外，即使微笑用到的肌肉较少，可能也需要更多的力量来弯起嘴角。

　　**叫醒梦游者是有害的**：这里说的危害是受到惊吓的梦游者可能会因为突然惊醒而心脏病发作。实际上，这种情况并没有什么危险——至少不比早上被闹钟叫醒更危险。在黑暗中摸索的人更有可能伤到自己，这一点才更加危险。理想的做法是引导未察觉的梦游者回到床上，但叫醒他们也不会有什么危害。

　　**癞蛤蟆会传染疣**：大多数城市居民很少见到癞蛤蟆，更不用说被传染的风险了。而且确凿无疑的是，人从癞蛤蟆身上感染上疣是不可能的。这种两栖动物背上常见的疣状肿块实际上是一种腺体。它们分泌有毒化学物质作为自身防御机制。而人类的疣是由人乳头瘤病毒引起的。你只能从其他人那里感染，而不是从癞蛤蟆那里。

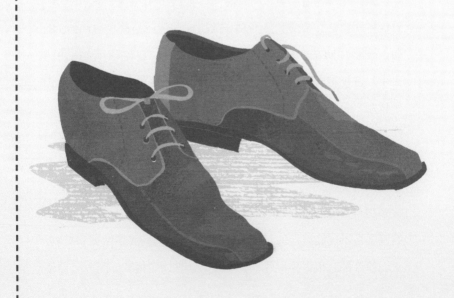

你知道人们怎么说大脚男吗？一个大脚男人也会有一个大阴茎的想法是道听途说。有人真的对此做了科学研究。2002年伦敦大学学院的一项研究\*发现两者之间没有相关性。以下信息是为了方便任何想要了解自己这种非常规三围统计数据的男性读者：勃起阴茎的平均长度为13厘米，英国的平均鞋码为9码（对应欧码为43码，美码为10码\*\* ）。

---

\*　　参见Shah and Christopher, 2002, doi:10.1046/j.1464-410X.2002.02974.x。

\*\*　　即27.5厘米。——编注

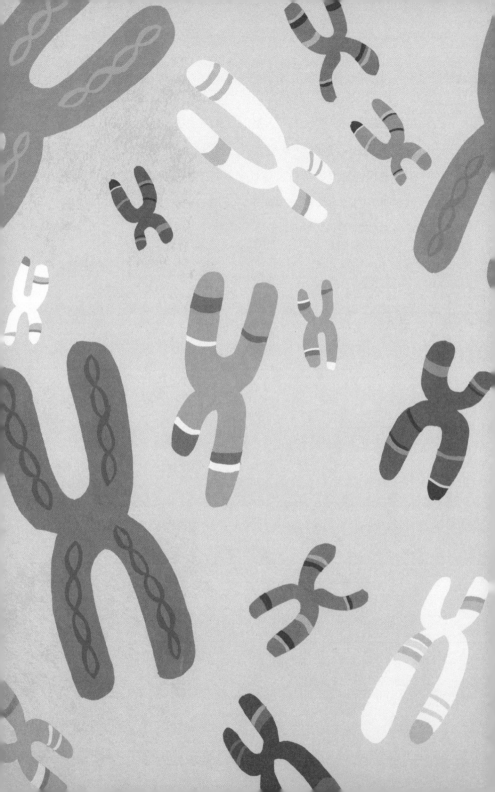

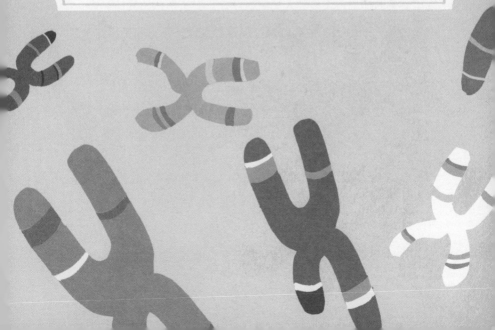

# 微观的身体

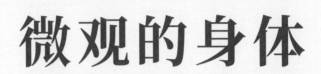

## The microscopic
## body

进入细胞、基因和生物分子领域。

# 你身体里所有的细胞
# 都含有 46 条染色体

## All the cells in your body
## contain 46 chromosomes

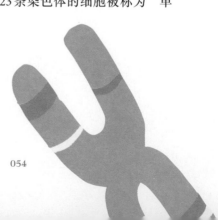

　　我们细胞中的DNA并不是四处飘散的。它们被紧密、结实地封存着。在显微镜下观察DNA，你不会看到众人熟知的双螺旋结构。这些遗传物质就像线轴上的线一样，盘绕在被称为组蛋白的蛋白质周围。然后它们会折叠成更复杂的形式，最终形成染色体。染色体通常被画成细长的交叉状。在显微镜下，它们看起来更像一团团分不开的点点——只有在细胞分裂时，它们才呈现出交叉的样子。大多数人类细胞含有23对染色体，共计46条。绝大多数人的绝大多数细胞都遵循这一规律。不过，凡事总会有一些例外。

　　最常见的例外当然是生殖细胞。精子和卵子只有每对染色体的一条拷贝。这种具有23条染色体的细胞被称为"单倍体"，相对应地，其他体细胞都是"二倍体"。当它们受精结合时，这两组染色体结合在一起会形成一个"二倍体"细胞，如此一来，这个承载着新生命的细胞中就拥有了完整的46条染色体。

一些特定的遗传状况也会改变细胞内染色体的数量。唐氏综合征也被称为21-三体综合征，这个名字已经提示了它的遗传学病因。唐氏综合征患者携带的每一个二倍体细胞中都多出一条21号染色体，也就是有47条染色体。染色体多出一条听起来可能不是严重的损伤，但它的存在扰乱了蛋白质合成过程中微妙的平衡，这会使身体产生连锁反应。唐氏综合征患者容易出现许多健康问题，还会有异于常人的身体特征。

有些男性多出一条X染色体*——也是拥有47条染色体——会导致患有一种被称为克兰费尔特综合征的疾病，即我们常说的XXY。这种综合征的后果通常没有唐氏综合征那么明显。多出一条X染色体的男性睾丸往往较小，可能无法生育，但许多人根本不知道自己有这样的基因异常。在一些罕见的案例中，男性可能

---

* 你可能听说过X和Y染色体，传统上，它们被认为是决定性别的染色体。XX染色体的携带者是通常意义上的女性，而XY染色体的携带者是通常意义上的男性。现在我们知道，这个简单的二元体系只是整个性别决定系统的一部分。我们的性别是许多因素的复杂相互作用决定的，并不都是由X和Y染色体决定。事实上，携带X、Y染色体却具有女性生殖器，或者携带两条X染色体却具有男性生殖器的情况都是有可能的。另外，X和Y染色体上的基因并不都是与性别特征有关的。因此，今天的科学家倾向于避免使用"性染色体"这个词。与通常的假想不同，Y染色体并不是"Y"形的。它的名字纯粹是按照字母顺序取的，为了跟和它配对的X染色体对应。

多出不止一条X染色体，症状也会更加严重。类似地，大约每千名男性中就有一个，生来就带有更多的Y染色体。同样，后果也并不严重。这类男性患者的身高通常比平均值要高，患有学习困难的风险也有所增加。

还有些人的染色体少于常规的46条。患有特纳综合征的女性缺失了全部或部分X染色体。这种病伴有许多迹象和症状\*，比如粗脖子、低耳位和身材矮小。女性也可能携带更多的X染色体。XXX染色体综合征非常常见，每1000个女婴中就有一个，但通常没有严重的后果。不常见的情况是XXXX综合征和XXXXX综合征，它们往往会使人更加衰弱。在后一种情况下，患者每个细胞中都有49条染色体。

顺便说一句，我们默认染色体有46条，与其他物种相比，这数量可算不上多。山羊有60条染色体，狗有78条染色体。即使是烟卷也比我们更有"天资"：烟草植物有48条染色体，比我们多出两条。某些七鳃鳗（类似鳗的鱼类）有174条染色体，而蕨类植物的染色体数量能突破1000条。

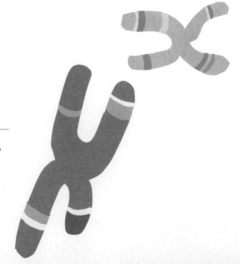

------

\* "迹象和症状"详见第174页。——编注

# 你体内的所有 DNA
# 都存在于你的染色体中

## All the DNA in your body
## is found in your chromosomes

你体内的每一个细胞都含有一份你的DNA副本，也就是装配你体内蛋白质的"说明书"或"蓝图"。你一定很熟悉它的基本形状——著名的双螺旋结构。它们依次紧密地缠绕在被称为组蛋白的蛋白质周围。正如我们所见，这些缠绕会进一步折叠成被称为染色体的结构。

每个人的DNA都是独一无二的，都是由父母的DNA组合而成的。在人类细胞核的23对染色体中，每对染色体都是一条来自父亲，另一条来自母亲。

然而，并不是所有的DNA都包裹在染色体中。它们并不都在细胞核内，也不是都来自你的父母。你体内的大部分DNA根本不是人类的。如果我们能把一个人掰开揉碎做成一碗"生物分子汤"，然后分析汤里这些不同类型的DNA，我们会发现那是成千上万个物种组成的亚微观生物群落。这里有一个可能不算完整的目录，列出了你身体中不同寻常的DNA种类。

**线粒体DNA：**大多数人类细胞含有线粒体。这些小细胞器通常被认为是细胞的动力源。细胞的主要化学能量来源腺苷三磷酸（ATP）分子就是在这里产生的。线粒体的总数量因细胞而异。红细胞完全没有线粒体，而肝和肌肉细胞中则有数千个线粒体。线粒体具有特殊的结构，它们曾经是自由的生物，类似于细菌。大约15亿年前，它们以某种方式与一个更大的细胞融合，形成了一种共生关系，直到今天这种关系仍然是构成我们细胞的基础。线粒体含有自己的DNA，独立于细胞核的染色体DNA。细胞核的DNA排列成"X"形染色体，而线粒体中的染色体呈环状。这个DNA环与普通染色体相比很小，它只有16 569个碱基对＊，而即便是最小的染色体（Y染色体）也有5700多万个碱基对。小小的线粒体DNA大约仅占基因组的0.0005%。即便如此，它所编码的蛋白质也对细胞的能量供应至关重要。如果移除这些小环，你会立刻死掉。

**微嵌合现象：**你的身体含有大约37万亿个人体细胞。绝大多数的确是属于你的。它们拥有与使你诞生的第一个成熟受精卵相同的46条染色体和相同的线粒体DNA。但你不是自己体内细胞的唯一来源。你的身体里还有其他人的细胞，而且还不仅仅是那些与你特别亲近之人的临时残留物。欢迎来到微嵌合这个奇特又鲜为人知的世界。

---

＊　碱基对是DNA的主要组成部分。如果你不熟悉这个术语，那么一个常见的类比是：它们在DNA中的作用类似于组成一本书的字母。

我们都可以轻抚肚脐来提醒自己曾经在妈妈子宫里的九个多月时光。母亲们体内也会携带着她们所生的每个孩子的残留物。在怀孕期间，来自婴儿的细胞会进入母亲体内。它们不只徘徊在脐带附近，还会迁移到母亲身体的不同角落，在那里，它们会很快适应所在的组织类型。例如，细胞可能到达心脏，它会附着其上变成心脏组织。这些侵入者的细胞在基因上与母体细胞不同，但它们可以就地存活数十年，与母体细胞一起发挥作用并分裂。

这引发了一些有趣的可能性。一位母亲可能会从多次怀孕中获得细胞，即使是那些没有足月的孩子。比如一个在出生时夭折的孩子，如果他的一些细胞迁移到了母亲的心脏上，毫无疑问，那会永远留在母亲的心上。这个过程是双向的。只是母亲细胞进入胎儿的情形较少发生。如若发生了这种情况，婴儿也可能会从母亲先前所怀的胎儿那里获得细胞。如果你有一个哥哥或姐姐，你很可能携带少量他们的DNA。由于这些细胞可以存活数十年，它们甚至可能会被传给下一代——属于你大舅（你母亲的哥哥）的一部分细胞可能留在你的肩膀上，外祖母的一丁点儿细胞可能藏在你的肾里。

微嵌合是一个相对较新的发现，人类目前对其仍然知之甚少。我们不知道它是否能在疾病、免疫中起作用，或者不起任何作用，但有一件事是明确的：

在细胞层面上，我们并不完全是我们自己。

微生物DNA：46条染色体和线粒体环组成了你基因组中的所有DNA，我们已经看到近亲的DNA也会尾随至你的身体。到目前为止，这还都是人类的。但是如果我们把体内所有的DNA都提取出来，会发现成千上万其他物种的遗传物质。我们认为自己是一个个体，但实际上我们每一个人都是一个巨大的、集结了无数生命的集合。你的每一个甲缝、褶皱和齿缝都充满了微小生命。其中包括细菌、古生菌、病毒和真菌。它们的遗传物质被统称为"微生物组"。不管你的如厕习惯有多好，你的皮肤上都会不停滋生细菌。你的身上也爬满了微生物。仅肚脐一处就能容纳67种细菌。细菌也在体内繁殖，尤其是在肠道内。定居的细菌数量远远超过那些致病菌。大约有500个不同的物种把你的结肠当作自己的家。它们中的许多都具有帮助消化、增强免疫系统功能、中和毒素这样的有益作用。

科学家们目前估计，人体内大约一半的细胞是微生物的*。这是一个奇怪的想法——你身体的一半居然根本不是"你的身体"。然而，细菌的细胞比大多数人类细胞要小得多。如果我们用重量来衡量（不包括水），你的身体大概99.3%归属于人类，0.7%归属于细菌。科学家们才刚刚开始认识到微生物组对健康

---

* 2016年之前，这个数字被认为更接近90%——目前这个数字仍被杂志和网站广泛引用。但一项更加详细的研究（参见 R. Sender et al., 2016, doi: 10.1371/journal）得出的结论是，人体内只有一半的细胞不是人类的。这一比例虽然仍只是停留在有根据的猜测阶段，但公布的哪一个比例都令人吃惊。

的重要性,答案似乎是"非常重要"。研究结果可能是出人意料的：细菌中携带的基因在决定我们是否生病、需要多久恢复健康方面,比我们自己的基因组具有更大的影响。

古生菌表面上看起来像细菌,但在分子水平上却完全不同。甚至河马和雏菊之间的共同之处都比细菌和古生菌之间多。我们体内的古生菌比细菌少,但它们着实发挥着重要作用。例如,一种名为史氏甲烷短杆菌（*Methanobrevibacter smithii*）的古生菌会帮助分解肠道中的多糖。

真菌也存在于肠道中,比如酵母。我们也能在皮肤上找到它们。如果这个词妥当的话,那最著名的应该是脚气,经常令脚趾间不断发痒的病。世界上大约有15%的人的脚被真菌感染。真菌也可以在其他地方生长。皮癣、股癣、念珠菌性阴道炎、某些类型的尿布疹和头皮屑都与真菌作用有关。一个近期的"真菌普查"发现,在一个正常的健康人体上有80种不同属的真菌\*。

病毒比细菌小得多,比包裹在蛋白质中的一小段DNA（或是被称为RNA的单链变体）大不了多少。因此,它们可以在人体内以更多的数量存在。当我们感染了一种病毒,比如流感,每天都会产生数万亿个副本。即使是健康的人体,通常也会携带5种病毒,每一种病毒都有数十亿个副本。你体内的细菌本身就容易受到病毒感染,这使得病毒数量更多,甚至会多到难以置信。病毒DNA甚至进入了我们自己的蓝图——人体DNA里。据估计,

---

\*    参见 K. Findley, et al., 2013, doi:10.1038/nature12171。

人类基因组的8%起源于病毒世界。这些基因序列早在数百万年前就被整合，并在很长一段时间内经过突变成为无害的基因乘客。

**小动物：**你的脸上爬满了动物。一种叫作蠕形螨的小螨虫在我们的皮肤毛孔、毛囊和皮脂腺中生长旺盛。它们看起来有点儿像断指，有八条腿。几乎每个人脸上都有。蠕形螨最早在1842年被发现，但至今仍有诸多谜团有待破解。它们吃什么尚不确定。它们也没有与任何疾病或皮肤问题密切相关。没有人确切知道我们身上有多少搭便车的家伙。就目前而言，公平地说，蠕形螨对我们携带的DNA做出了微小但不寻常的贡献。

我们都有蠕形螨，其他微小的动物也可以在我们的身体里居住。头虱、体虱和阴虱是发达国家最常见的寄生虫——我们大多数人都会在某个时候受到感染。体内也容易发生寄生虫感染。大约一半的人类是毫不知情的肠内寄生虫携带者*。大多数病例发生在发展中国家，这些国家缺乏淡水和卫生设施。即便如此，约20%富裕国家的人也会在某个时候感染蛲虫。这些迷人的生物通常是在我们追踪肛门周围痒痒的蠕动感时被发现的，它们喜欢在那里产卵。

---

\* 在极少数情况下，专有名词听起来比俗称有趣得多，寄生虫也被称为蠕虫。大多数在大肠中活动，但也有一些喜欢生活在血管之中。引起血吸虫病的微小扁虫尤其令人讨厌。它们每年感染约2500万人并导致20万人死亡。

那么，结论是什么呢？任何人体都不仅仅是一个单纯的人体。成千上万的微观物种，甚至是微小的动物，都共同分享着你的生命旅程。1969年，尼尔·阿姆斯特朗（Neil Armstrong）和巴兹·奥尔德林（Buzz Aldrin）在众多蠕形螨的簇拥下登上了月球。事实上，这二人不仅是人类的大使，也是整个生命王国的大使。与此同时，科学家们才刚刚开始分类和理解人类微生物组的多样性，未来肯定会有更多惊喜。

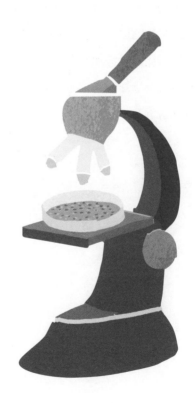

# 大多数人体内只含有一点点金属

## Most humans contain very little metal

　　我曾经有幸参观了一个火葬场。我推荐你也去体验一下。例如，你知道火化炉有很厚的防护罩以防止爆炸吗？在一些文化中，往里再放一瓶伏特加是一种传统。当温度升高时，瓶子就会受到高压并最终爆炸——这通常会把哀悼者吓一大跳。至少，火化工是这么告诉我的。

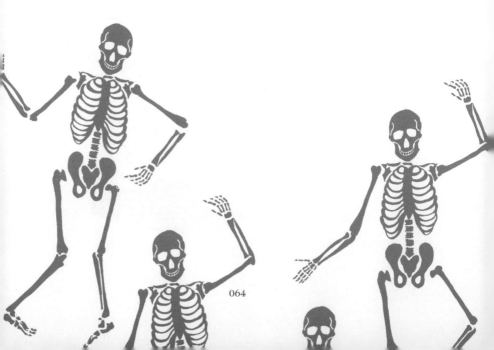

我还看到了一间存放废弃义肢的存储室，因为火化炉的高温并不足以熔化钛制人工髋关节或钢钉。死者亲属可能会认领这些遗物，但通常它们会在火葬场存放一年，无人认领后被丢弃。人工植入物现在很普遍，尤其是在老年人身上。与此同时，我们中的大多数人会有一到两次的补牙，其中通常也是含金属物质的。但是人体中天然存在金属吗？答案是肯定的，而且数量不少。

　　我们最熟悉的可能是铁\*。你身体里大约有4克这种东西——几颗花生那么重。更常见的是镁。这种金属作为催化剂，可以加速包括DNA合成的生化过程。你有20 ~ 25克的镁散布在全身。

---

\* 　需要说明的是，铁和镁等元素不会以闪亮的金属块形式在我们的身体里四处游走。相反，它们往往以单个离子（失去电子的原子）的形式参与循环，如三价铁离了和二价镁离子。这些离子通常被水包围，或与小分子和蛋白质结合。

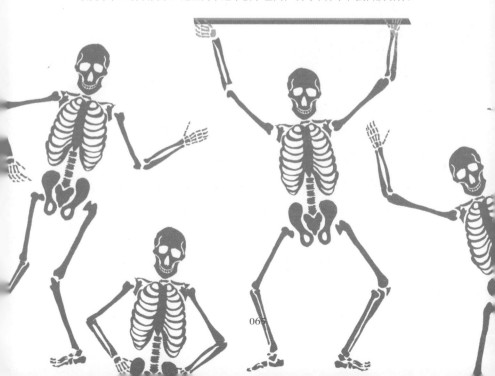

如果你能把它们收集到一起（别做傻事，你会死的），那么重量将约等于两块奥利奥饼干。

最常见的金属是钙。它是骨骼的重要组成部分，在神经信号传导等许多功能中也发挥着主导作用。它通常是二价钙离子状态，是人体中仅次于氧、碳、氢、氮的第五种常见元素，约占体重的1.5%。成年人的体内含钙量超过1千克。更好理解的说法是，你体内的含钙量和一瓶葡萄酒的重量差不多。

还能在我们身体中发现什么呢？化学家认为金属钾也有相当数量的存在。像钙一样，它在人体中扮演着几十种角色，从神经信号传递到激素分泌。钾约占体重的0.2%，一个正常成年人体内含钾量有120 ~ 150克。继续用有趣的食物来做对比，这些钾将形成一根大小适中但很容易爆炸的香蕉。还有一个还没有提到的高丰度金属就是钠了，总共有100克左右——是通常一块方便面干面饼的重量。

还有其他几种金属存在于我们的身体中，但它们的数量微乎其微。尽管锌是维持生命必不可少的元素，但你体内的锌加起来也只有0.2克。铜、铬、钼和锰也很重要，但同样很稀少。铅和汞没有已知的生物学作用，但这些"偷渡"粒子隐藏在我们所有人的身体里。即使是少量的金、银，就技术而言，也是可提取的。只是它们的数量如此之少，以至于你不得不掠夺每一个英国人的尸体，才能得到足够的黄金来做一枚结婚戒指——这可不是什么浪漫的举动。

如果你把一具人体分解成它的组成元素，然后以市场价格出售，它们的价值大约是150美元，其中钾元素是最大的"功臣"。《连线》（Wired）杂志曾刊登过的一项古老且略微值得怀疑的计算结果表明，如果你能分离出单类蛋白质、激素以及器官，那么它们的价值将达到4600万美元。

# 皮肤细胞

## 是家居灰尘的主要成分

Skin cells are the main component
of household dust

你家里的灰尘中死皮细胞占有多大比例呢？ 让我们问问互联网：

95%（源自：雅虎问答）

80% [源自：《吸尘器：历史》（*The Vacuum Cleaner: A History*），卡罗尔·甘茨（Carroll Gantz）著 ]

75% ~ 90%（源自：网站 Liveabout.com）

70%（源自：视频自媒体 Science Shorts）

50%（源自：网站 Graphs.net）

结论：62%的统计数据是现编的。

的确，人类皮肤细胞脱落的速度相当快：每天大约有1000万个脱落。但皮肤细胞很小，尤其是在死亡和干燥的情况下。但即使你待在一个拥挤的公寓里除了互相搓泥什么都不做，你的细胞对家居灰尘的贡献也很小。

如果我们去问科学期刊而不是整个互联网，会得到一个更可靠的答案。刊登在《环境科学与技术》(*Environmental Science and Technology*)*期刊上的一项研究发现，60%以上的室内灰尘来自室外。其中包括花粉、孢子、土壤、建筑或交通中产生的颗粒物，以及昆虫及其排泄物。剩下的大部分灰尘是由衣服、家具和地毯的纤维组成的。其成分无疑会因地点、季节、吸烟者或宠物的存在等因素而有所不同，但皮肤细胞并不是主要成分。

类似的传闻也使我们与自己的卧室为敌。人们通常认为，由于尘螨及其粪便的堆积，床垫的重量每8～10年就会翻一番。据说枕头重量的1/3来自死皮细胞。这些说法都没有科学依据（至少在我看来）。是时候展开研究来击破这些瞎说八道了。

尘污是都市传说中的常见元素。你可能在网上看到过这个经常被引用的伦敦地铁故事。据传，一组法医专家在地铁上擦洗了一排座位后，发现以下令人毛骨悚然的"纪念品"：四种头发（人的、小鼠的、大鼠的、狗的）；七种昆虫（大部分是跳蚤，而且基本都是活的）；至少九个人的呕吐物；四个人的尿液；人类的粪便；啮齿动物的粪便；人类的精液。而在座椅后面，研究小组发现了更恐怖的事：仅仅在一排座椅后就发现了六只小鼠、两只大鼠和一种以前不为科学界所知的真菌。

这项糟糕的研究从来没有被真正引用过，而且让人安心的是，在科学期刊上也不可能找到它的踪迹。这项研究背后的科学家们莫不是在为一个不存在的学术部门工作？毫无疑问，这份报告是虚假的，它利用人们习惯于不假思索地认定"公共交通总是令人厌恶"的心理令这事广为传播。

---

\*　参见 D.W. Layton, P.I. Beamer, 2009, doi:10.1021/es9003735。

# 关于性的谬见

## Sex myths

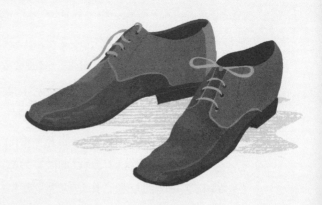

　　没有比性和性行为更容易引起误解的了。我们可以再写一本书。但我要把它浓缩成一首押韵诗。*

脚大的男人阴茎就大吗？

阴茎越大就越让人享受吗？

运动前来一发会让人精血受损吗？

这些都还没人测试或提交过正式报告呀。

用自慰来帮助放松呀，

手掌会毛茸茸吗？眼睛会失明吗？

男人时时刻刻精虫上脑吗？

我赌还没有严肃的实验证明这些说法呢。

---

* 由于中英文的差异，此处放弃对韵脚的追求。——译注

"造人"时刻你可没法控制性别，

不管采用什么体位、什么姿势。

卧室是个充满虚假事实的王国，

比如那只拥有两个脊背的野兽。*


避孕套、一片药或子宫帽，

避起孕来都有效，

但也总有点儿风险，提醒你有必要：

戒色无趣，但绝对有效。

当心你在博客和报纸上读到的东西，

假新闻很可能会损伤你的性事。

光着身子做的"活塞运动"，

很少会成为同行评议研究的主题。


马桶怀孕根本就是没影儿的事。

你既不会出疹子，也不会怀孕。

但以性为卖点真的很有效；它无时无刻，无处不在。

所以……

为了使销量傲人一点儿，我也写了这么一段。


---

* 指用后背位交媾的两人仿佛是一只有两个脊背的野兽。此传闻正是一桩虚假
事实。——译注

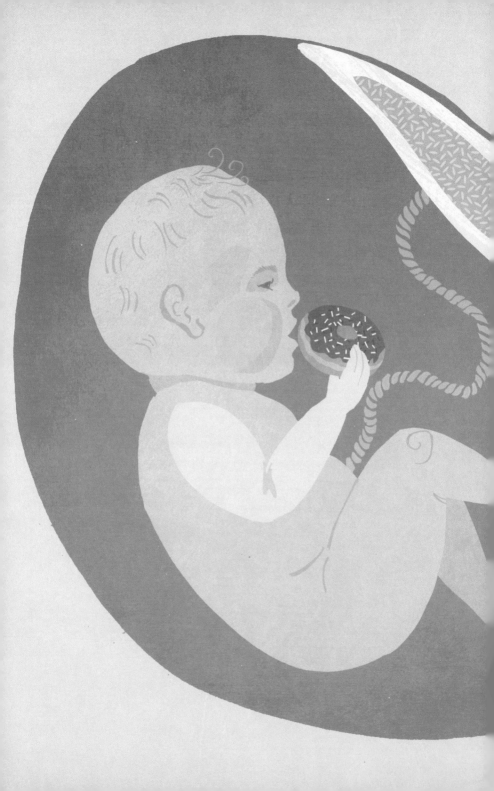

# 饥饿的
# 身体
# The hungry
# body

人如其食，
但这只是个比喻。

# 糖会使儿童过度活跃

## Sugar makes children hyperactive

与大众广为接受的知识点相反，孩子对糖分的摄入量和他的兴奋程度没有联系。有很多很好的理由避免饮食中糖分过多，但防止多动症不在其中。

关于两者的相关性，或者说两者的非相关性，已经在至少十几个严谨的试验中得到了验证。糖果、巧克力、饮料和天然的糖分都被研究过了。没有一项研究表明，吃无糖（sugar-free）食物的孩子和不摄入甜味素（unsweetened）的玩伴行为间有任何不同。一项研究*甚至观察了对父母的影响。那些认为自己的孩子喝了（即使他们没有喝）含糖饮料的人倾向于认为自己的孩子比正常情况下更活跃。换句话说，这是一个自我实现的预言。

我们谈到甜食的时候，你可能听过另一个关于含糖饮料功效的故事。据传，一颗在夜间扔入可乐里的牙齿到了早上就会化为乌有。想象一下它对你的内脏有什么影响！这种消失有时归因于

---

\* 参见 D.W. Hoover et al., 1994, doi:10.1007/BF02168088。

糖，有时归因于酸，有时两者兼而有之。事实上，这颗牙齿在很大程度上不会受到起泡饮料浸泡的影响。你必须让它浸泡好几个星期才会出现明显的破损。此外，牙齿会更快地溶解在橙汁等酸性果汁中，这也是捏造出来的"事实"之一，在现实中没有什么根据。但我们很少能够检验它的真实性（除非碰巧有一个正值换牙期的孩子，或者你经常卷入酒吧斗殴事件被揍得满地找牙）。针对这些关于牙齿的谣言，可口可乐公司甚至在他们的官方网站上专门开辟了一个版面来辟谣。

# 酒精会杀死脑细胞

Alcohol kills brain cells

　　过量饮酒从来都不是一个好主意。酗酒者患肝病、心脏病等疾病的风险更高。在酒精的影响下，你还可能会摔倒、打架，或者表现得像个蠢货，然后还有宿醉。尽管有风险，我们中的许多人还是会偶尔放纵自己。我们的大脑会因酒精而受到严重影响吗?

　　常识会让我们相信酒精是脑细胞的破坏者。有些人甚至声称宿醉是由神经元酒精中毒引起的。这听起来有几分道理，但就像一个喝得烂醉的酒鬼一样，它并不完全站得住脚。

　　我们摄入的所有酒精都是在肝中被分解。这个器官虽然工作着，但速度很慢。大多数人喝酒的速度都快于肝的处理能力，这就是问题的重点。多余的酒精在血液中循环并经过大脑，它不会破坏脑细胞，但会中断脑细胞之间的信号传递，这就导致了因醉酒引起的说话含混不清、没有自控力、头昏眼花，以及其他或美好、或可悲、或可笑的后果。就像一场暴风雨可能会干扰你的电视信号但不会损坏你的电视一样，晚上适度饮酒只会暂时影响大脑。但是酗酒，尤其是长年酗酒，则会通过其他机制导致大脑损伤，包括导致维生素$B_1$缺乏。

　　宿醉与脑细胞的死亡无关，而是与身体脱水有关。精明的酒鬼会在每次喝酒期间喝一杯水，以避免造成严重后果。

# 游泳前吃东西会引起抽筋

## Eating before swimming causes cramps

　　不要在吃饱的时候游泳，这样做可能会导致抽筋，然后你将在痛苦之中被淹死。这是一个众所周知的可怕警告。纵然我是个游泳好手，在成长过程中也从来没有质疑过这个建议。我们学校的游泳课总是在上午10点左右，以避免饭后游泳。后来，作为一名（有点儿不同寻常的）本科生，我每周有三次早上6点起床去游泳，但我从不事先吃早餐。得知这个"事实"不是真的时，其实有点儿难堪。事实是，即使你刚吃了一顿大餐，游泳时也不太可能会抽筋。

　　就像我们听到的许多其他谬论一样，这个说法有合理的逻辑和半真半假的事实作为支撑。如果你吃得很好，那么你的肠胃会忙于消化。消化所需能量是由血液提供的，血液将不得不从你的四肢转移到消化系统。如果你此时尝试任何形式的剧烈运动，你的四肢都可能因无法应付并发生抽筋。

　　不过，最后一点并不正确。如果你突然向前爬行，无论是否正在消化食物，你手臂和腿部的血流量都会增加。身体将这视为

"战斗或逃跑"的情况，会优先考虑让血液流向四肢，而不是处理类似"你的最后一餐"这种不那么紧迫的任务。从演化的角度来看，这是有道理的。一个受狮子惊吓的穴居人如果腿部已做好准备，那就有机会逃跑；如果他的身体正在优先处理刚吞下的一块野牛肉，那他活下去的机会就渺茫多了。

　　抽筋是肌肉突然自主收紧，通常发生在腿部。抽筋时很疼，但通常很短暂，也无害。如果有个你真的不想抽筋的地点，那应该是在深水区。对于一个不太在行的游泳者来说，剧烈疼痛的情况下失去对肢体的控制并不是一个好消息。引起抽筋的原因仍然是一个谜。它们最常发生在老年人、妊娠晚期人群或服用降胆固醇药物的人群身上，但任何人都有可能发生。脱水、醉酒或不采取热身都可能会增加抽筋的风险。但几乎没有证据表明吃撑了是因素之一。

　　恰恰相反，在游泳前吃点儿富含碳水化合物的小零食是个不错的主意，可以确保你有足够的能量来调动。这件事必须找到一个平衡点。吃一份双层芝士汉堡配薯条，再加一份奶油蛋糕，的确会给你充足的能量储备，但这不会让你游泳时变得更从容。流向胃部的血液减少会引起恶心，游泳时的水平姿势也会增加胃液反流和胃灼热的可能。另外，当然了，你的体重会比吃东西前稍微重一点儿，所以运动也会比吃东西前更迟缓。你可能会感到胃痛，也可能会比平时游得慢，你甚至可能在游泳池里犯恶心，但你不会比空腹时更容易抽筋。

# 孕妇在为两个人吃饭

## Pregnant women are eating for two

"一根香肠给我，一根给宝宝。"尽管在怀孕期间把食物的分量增加一倍可能很诱人，但准妈妈在"替两个人吃饭"的说法是有误导性的。当然，胎儿确实需要营养，他通过脐带来获取补给，但小巧的体形和闲散的生活方式使其对能量的需求很低。

这种需求是如此之低，以至于孕妇在妊娠头三个月根本不需要增加食物的摄入量（尽管许多卫生部门建议补充叶酸和维生素D）。即使到了妊娠晚期，一个中等身材且健康状况良好的女性每天也只需要多摄入大约200千卡的热量，这相当于食物摄入量增加了10%。所以那些孕妇只要为11/10个人吃饭就行了。

关于怀孕还有很多其他的误区。肚子隆起得高并不意味着是男孩，严重的晨吐并不预示着是女孩。准妈妈侧睡在哪一边、情绪波动的程度、头发的状况、头痛、痤疮、脚冷——所有这些被吹捧为猜测婴儿性别的方法没有一个是有证据支持的。不采取相

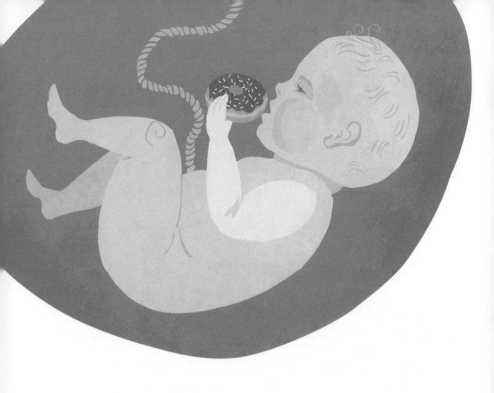

关的医学扫描根本无法从外部辨别胎儿的性别。最后，你不能通过吃咖喱来引产。据传，热腾腾的食物会刺激肠道，进而刺激子宫开始发力。再说一次，这只是道听途说。

# 你的舌头能辨别四种味道

## Your tongue detects four types of taste

　　回想一下上学的日子。你可能还记得在早年的科学课上为一张舌头的示意图涂颜色。在那间教室里，你可能了解到有四种口味：酸、甜、苦、咸。舌头的不同部位专门负责感知不同的味道。在我的记忆里，这节课的效果会在午餐时间被破坏掉，因为当时学校食堂只供应咸口的饭菜。

　　可悲的是，这种品尝模式被过分简化了。品尝开胃菜（或者主菜）时，第五种基本口味早已被认识到。"鲜"是一种常与亚洲菜肴联系在一起的味道。它是汤或肉汤中难以定义的精髓，也存在于蘑菇、菠菜和鱼中。第六种基本口味有几个候选项。"辣"味怎么样？就是吃一顿含有辣椒的食物时的那种灼热感。有人可能会说，这是一种更类似于痛觉而非味觉的口腔体验，但我们可以把它与酸、甜、苦、咸分类在一起。一些研究人员甚至认为"肥美"味也应该作为一种单独的味道。

另一个选项是厚味（kokumi）*，从名字上即可猜出它是亚洲美食的另一种常见特性。可以将它理解为"充实感"或"丰盛感"，是一种更丰富的口感。例如，它被用来解释为什么慢煮出来的肉比匆忙烹制出的更好吃。厚味最初是由日本一家食品公司的研究人员提出的，所以你不得不怀疑，我们舌头上最近增加的这个味觉词语是基于科学，还是其他利益在起作用。事实上，包括传统的那四种，整个味觉类型的概念都有点儿模糊。

　　定义独立口味的一种方法是寻找受体——舌头上感知食物化学成分的蛋白质。比如，当糖分子与口腔中的特定受体结合时就会触发甜味，就像一把钥匙打开了一把锁。像阿斯巴甜这样的甜味剂也能与这类受体结合。酸味在柑橘类水果中很常见，受体会从酸性果汁中提取氢离子。咸味无须赘述，氯化钠会被受体感测到。鲜味是由一种形状可适应谷氨酸和天冬氨酸这类小且近乎相同分子的受体感测到的。不过，苦味是一种奇怪的存在。至少有35种不同的受体可以触发我们对苦味的感觉。它们的演化无疑有助于我们感知各种各样的植物毒素。这推翻了一个简单的理论，

———————————

\* 即浓厚味，我国战国时期便有记载，后由日本人将此概念推广至国际上。——编注

083

即四种（或五种、六种）味觉各自只对应一种受体。实际情况比那要更复杂一点儿。

味觉的感知确实是非常复杂的，而且还没有完全被研究透彻。关键因素是我们的味蕾——舌头上的一束束受体细胞，它们聚集形成乳突状时给人一种粗糙的质感。我们一开始有大约8000个味蕾，但随着年龄的增长，这个数字会逐渐减少*。味蕾行使主要功能的一端被称为味觉细胞，味觉受体会从中伸出。味蕾大多数分布在我们的舌头上，但并非全部。上颌、脸颊和喉咙上部也有味蕾分布。

有种说法说我们有专门感知咸味的味蕾，还有其他专门感受酸、甜、苦的味蕾，这是一种荒谬的说法。大多数味蕾都能探测到几种不同的味道。特定味道的感知也不会聚集在舌头的特定部位。你可能在学校里学过，舌头的前端是专门用来尝甜味的，后端是用来记录苦味的，两侧用来分辨酸和咸。这就是瞎说。20世纪70年代的一项严谨的研究表明，除了舌头后端更善于感知苦味，舌头的所有部位都同样能够探测到所有味道。这种错误认知让我们这些记得儿时为舌示意图着色的人感到不是滋味。

舌头可以算是队长，但味觉的感知是团队努力的结果。鼻子

---

* 每个人的味蕾数量差异很大。尽管女孩通常对味道更敏感，但平均而言，女孩和男孩的味蕾数量相当。味觉非常敏感的人通常被称为"超级味觉者"——这听起来像是胡扯，但确实有科学依据。超级味觉者可能味蕾过多，他们的高度敏感是一把双刃剑：即使是西蓝花和卷心菜这样温和的蔬菜，他们也会觉得苦涩得难以下咽。

和眼睛在享受食物方面也起着重要的作用。这就是当你蒙着眼睛品尝橙汁和葡萄柚汁时会很难区分它们的原因。我们都知道，当鼻子因感冒堵住时，味觉也会部分丧失。通过触觉感知食物的质地和温度也很重要。

# 五个不合格的食物谎言

## Five food myths that don't pass muster

1. 生食并不比熟食对你的身体更好。烹饪可以破坏坚硬的纤维帮助消化，还能杀死细菌。一些生食可能会提供更多的维生素，但这点儿好处可以忽略不计。

2. 饱和脂肪不是魔鬼的杰作。多年来，黄油、奶酪和其他高脂肪乳制品一直被妖魔化，并被认为与心脏病有关。然而，最近的研究没有发现它们之间有直接的关系，糖现在被认为是罪魁祸首。说到这儿……

3. 蜂蜜并不都是甜蜜且无负担的*。它可能比精制糖含有更多营养成分，但对血糖水平的影响和精制糖是相似的，如果吃得过多也会带来同样的健康隐患。

4. 有机食品并非无农药。这些作物仍然使用农药，只不过这些农药是从天然产物中提取的。这可能对大环境更为友好，但也没准儿。此外，许多研究表明，有机食品并不比廉价食品更有

---

\* 英文中，honey既指蜂蜜，也指甜心。——译注

营养。

5. 吃芹菜能燃烧热量，这完全是个谎言。这个谎言的逻辑是：芹菜里主要是水和难以消化的纤维素，所以咀嚼芹菜过程中消耗的能量会超过身体所能吸收的能量——因此，它是负热量食物。的确，一根芹菜的热量很低，但咀嚼和消化过程消耗的热量要更少。

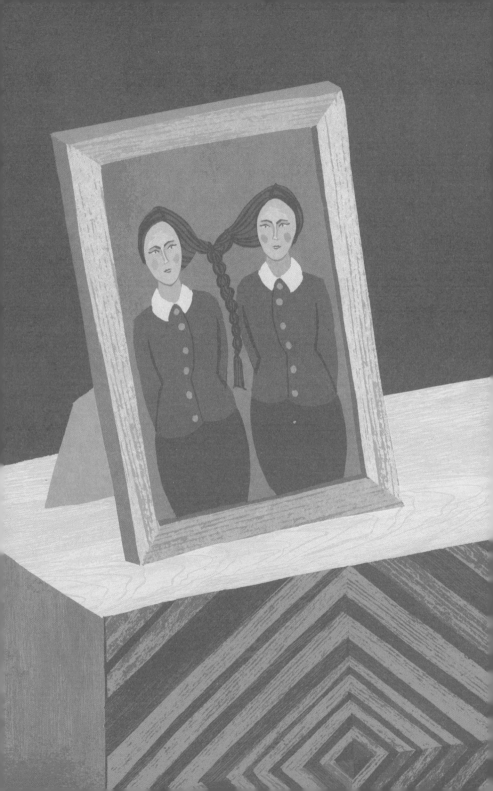

# 身体怪现象

## Body oddities

放屁、指甲和未来的人类。

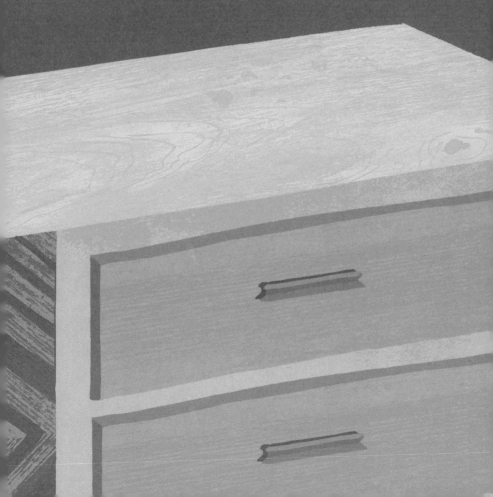

# 发信息太多，
# 未来的人类手指会很小

## Future humans will have tiny fingers
## through texting a lot

"随着时间的推移，人类可能会发展成什么样的生物？是否会演化出一对翅膀、多一双手、多一些感官？这些都是科学投机者还没有资格谈论的问题；但在一点上，不，是在两点上，他们中的一些人看法似乎是一致的：未来人类很可能既没有头发，也没有牙齿。"

——摘自《爱尔兰新闻和贝尔法斯特晨报》（ *Irish News and Belfast Morning News* )，1897年4月21日

正如老话所说：改变是不可避免的——除了自动售货机贩卖的货物。时移世易，动植物的形态也在逐渐改变。尽管恐龙的鸟类后代仍然在啄食玉米，但我们如今并不能看到恐龙漫步在田间。同样，遥远的将来也不太可能还有牛、狗、羊、青蛙、蚊子、猫、蝙蝠或老鼠，也可能不再有任何其他现存物种。如果物种灭绝没有预先将其消灭，那么每一个物种也都很容易受到变幻莫测的生物演化的影响。

但是人类会演化成什么呢？事实上，我们还在演化吗？自1859年*查尔斯·达尔文（Charles Darwin）提出自然选择的进化论以来，这些问题就一直困扰着人们。《物种起源》（*Origin of Species*）描述了生物如何在漫长的时间内发生改变和拥有多样化的形态，但达尔文回避了对人类影响的讨论，并把这一点写在了他后来的著作《人类的由来》（*The Descent of Man*，1871年）中。

　　显然，人类是在相对较近的时期演化而来的。大约20万年前，理论上我们已经成为"解剖学意义上的现代人"，但我们的身体与那些遥远的祖先并不相同。如果我们观察来自世界不同地区的人，很容易注意到外表的差异，比如肤色、瞳色、发色、体格。例如，赤道地区的人往往比来自遥远北方或南方的人肤色更深；北欧人往往比欧洲大陆南部的人要高。在我们人类物种中，这些差异是在相对较近的时期演化而成的。

　　差异不仅仅存在于表面。一个著名的例子是乳糖不耐受。大多数欧洲人一生都能消化牛奶，相比之下，亚洲人在婴儿期过后通常无法分解乳糖。所有人都有处理牛奶的基因，对乳糖不耐受的人来说，这些基因在婴儿期之后会被"下调"，不再产生足够多的酶来将乳糖分解掉，喝牛奶会使他们感到不舒服。

　　如你所料，能将消化牛奶的能力维持到成年期与所在地区悠

---

\* 事实上，这个想法是在前一年向科学读者提出的，当时阿尔弗雷德·拉塞尔·华莱士（Alfred Russel Wallace）也提出了类似的想法，然而，是《物种起源》的出版将"自然选择带来的演化"的理论传递给了更广泛的读者。

久的奶牛养殖历史紧密相关。几千年前，很少有人能在婴幼儿时期以后还能消化牛奶。但是人群中的一些成员会比其他人更善于消化牛奶。随机情况下，他们携带的基因突变使他们的乳糖分解酶循环时间更长。这些人可以在幼年后继续喝牛奶，他们的补充饮食有益健康，更健康的人则更有可能把他们的基因——包括喜欢喝牛奶的突变——传给下一代。随着时间的推移，这种有利突变会在种群中变得普遍。现在几乎每个欧洲人都能喝牛奶，而且还能吃奶酪。

那些从未饲养过奶牛的人群就不会经历同样的过程。个体可能生来就有这种幸运的突变，但由于这个人群中没有人能喝到动物的奶，他们与缺乏突变基因的邻居相比没有任何营养优势。因此，乳糖耐受性在这群人中没有得到提升。

另一个著名的例子是镰刀型细胞血液病。这种情况是由单个基因的单一突变引起的。它会导致血液中出现畸形的镰状血红蛋白。那些两个突变基因副本的携带者*将遭受贫血和其他疾病的影响，他们通常还未生育便会早早去世。但是只有一个突变基因副本的携带者对疟疾有一定的抵抗力。这些人的寿命通常是正常的，但更有可能在疟疾暴发后存活下来，并将其保护基因传给下一代。这种突变在撒哈拉以南的非洲地区和疟疾流行的其他地区发生得相对频繁。因此，这种特性的传播被视为对疾病的演化响应（evolutionary response）。还有另外20多种基因突变具有抗

---

\* 即纯合子。下文"一个突变基因副本的携带者"即杂合子。——编注

疟疾的作用，并可能通过自然选择迅速增殖。

很明显，人类目前完成的演化发生在相对较近的年代，但问题依然存在：我们还在演化吗？科学家和评论家对此意见不一。要设计出一个能给出确定性答案的实验是非常困难的。演化通常发生在许多代人身上，而研究资助通常只持续几年。但如果你研究的是每20分钟繁殖一次的细菌，那就没问题。随着人类寿命的延长，要捕捉到演化的实际变化变得更加困难。

一些评论家认为，人类现在对选择压力免疫了，我们已经停止演化。现在，我们的技术、社会支持系统和对世界的了解是如此先进，以至于可以减轻环境带来的任何挑战——无论是族群还是个人。这些论点有一定道理，但也有一些缺陷。

首先，并不是世界上的每个人都能享受拥有有效医疗保健、充足食物、卫生设施和住所的舒适生活，仍有数百万人生活在极度贫困之中。在这种情况下，微小的基因突变就可能会决定生死。那些更能在有限饮食条件下生存或抵御某种特定疾病的人，可能真的更有优势，从而活得更久，得以把他们的基因遗传下去。我们已经在疟疾和镰刀型细胞特性中看到了这一点。

即使是在富裕的人群中，科学家也发现了演化的证据。现代基因组技术允许研究人员分析成千上万人的DNA。有了足够的数据，他们可以发现近几个世纪DNA的微小变化是如何在人群中传播的。这些影响是微妙的，但也似乎表明演化仍在塑造我们的生物化学过程中发挥着作用。

如果我们还在演化，我们会走多远？未来的一代人真的会有

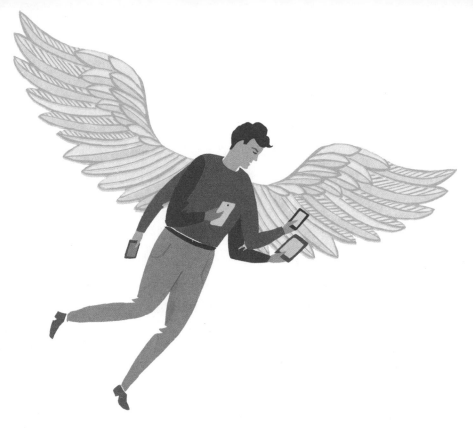

更加小巧灵活的手指来发短信吗？随着我们越来越依赖电脑和机器人，我们的大脑会不会因为使用不足而开始萎缩？我们真的能长出翅膀或多一双手吗？对专栏作家来说，对未来演化的推测是可以不断挖掘的素材。一直以来都是这样，从本节一开始引用的报章就证明了这一点。编辑们喜欢委托撰写这些东西，但他们大部分都是胡说八道。让我们以"小巧的短信手指"为例来找找碴儿，免得你还不明所以。

我们的手指可能会变得更细更灵活以帮助我们与科技互动，这种想法表面上讲得通。我们周围的世界在变化，所以我们的身体必须与之适应来保持优势。但稍加思考就会明白为什么这个想法很愚蠢。最明显的是，当前的打字、发短信和刷屏习惯很可能是暂时的。这些都是文化习惯，充满了各种可能性。谁又能肯定下一代科技会在意手指呢？我们可能会用舌头点击、用足部轻拍、用眼球移动，甚至用脑电波来控制机器。

更根本的是，期望手指通过自然选择演化来匹配我们的设备与这个过程的演化原理背道而驰。我们可以想象，通过DNA的偶然突变，出生时手指特别灵活的人能够比同龄人更有效地打字。但是，仅仅基因突变有效，并不意味着它会传递给更广泛的人群，演化一定要有某种选择压力。

为了了解为什么会这样，我们来举一个古怪的例子。想象一下，我的基因产生了一个突变，可以让我随时随地从肘部分泌出适量的杜松子酒。这太棒了，在聚会上会很受欢迎。我可能会把这种特质传递给我的子辈、孙辈，无疑他们会心怀感激。但我们很难想象"杜松子酒肘"在一般群体中如何变得普遍。变异要想被传播，就必须比无聊的旧版本（本例中，指拒绝分泌杜松子酒的肘部）更容易遗传给下一代。这种突变不会增加我的生存机会，不会让我的生殖力更强，也不会让我更适合做伴侣（新鲜感一旦消退，无论如何都会如此）。我的后代没有理由比他们的同龄人在生殖方面更成功，因此，该基因不会被广泛传播，也不能被认为是一种演化发展。同样地，手指又细又灵巧的人可能擅长发短信，但这种天赋不太可能带来更高的生殖成功概率。因此，这种突变不会被广泛传播。

我们的物种也许有一天会演化成有翅膀、有四只手或者没有体毛的物种。在几千年的时间里，任何事情都是可能的，这也是完全不可预测的。我们不知道后代将面临什么样的选择压力，核辐射吗？全球饥荒？还是没有什么大危险？大量的人可能会选择生活在环境非常不同的地外空间。面对这样的压力，我们无法预测会出现什么样的适应演化。

自然选择的影响可能无法预见，但演化还有其他方式。人类可以通过外科手术和基因干预这些独特且仍在不断发展的能力来改变身体。我们的后代也许能够在黑暗中看到东西、癌症免疫、实现光合作用、长时间水下游泳，或者获得许多其他通过基因调整可实现的技能。身体机能一定会在技术的辅助下有所增强，这一过程开始于很久以前的眼镜和假牙，一直延续到今天的心脏起搏器、机械手，以及每当有人想和你说话时你手机产生的轻微振动……技术和生物学的关系一定会变得紧密无间。也许有一天，我们会见证一个半人半机器的赛博格社会？它似乎比通过自然选择孕育天生就有翅膀和四条手臂的人更有可能实现。

# 同卵双胞胎是完全相同的

## Identical twins are truly identical

　　双胞胎在发达国家越来越普遍。例如，在20世纪的大部分时间里，美国双胞胎和新生儿的比例都保持在19∶1000左右。20世纪80年代开始，这一比例开始上升，目前大约是34∶1000。主要原因是体外受精（IVF）。辅助生育治疗越来越普遍，由此受孕比自然受孕产生双胞胎的可能性更高。

　　与异卵双胞胎相比，同卵双胞胎更少见。当一个受精卵分裂成两个独立的胚胎时，才会发生这种情况（不是两个不同的卵子受精，那会产生异卵双胞胎）。由于同卵双胞胎来自同一个卵子和精子，所以他们携带着相同的遗传指令，这就是他们看起来非常相似的原因。然而，"相同"一词多少有些误导。

　　首先，如果你仔细观察（记得先征得同意），同卵双胞胎是不一样的。他们可能起始于相同的物质，但子宫内的发育充满各种可能性。一对正在发育中的双胞胎可能会有些微的营养差异，或者营养差异很大。双胞胎中的一个可能比他的同伴更好地连接了胎盘，因此长得更大。痣和胎记会出现在不同的地方，指纹也不同。双胞胎可能有类似的指纹排列，但精确的指纹纹路并不相同。

在极少情况下，同卵双胞胎可能发展为彼此的镜像。正如我们所知，镜像双胞胎外表看起来是一样的，但可能有相反的惯用手、头发方向和长牙方式。双胞胎中的一个甚至可能会出现一种叫作"内脏反位"的情况，即较之常人，他们的器官长在了身体的另一侧（比如，心脏会偏向右边而不是左边）。当受精卵比

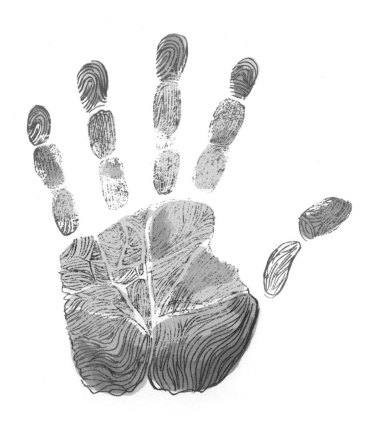

9～12天的正常分裂时间更晚分裂时，镜像双胞胎就会出现。

一旦离开子宫，同卵双胞胎将进一步分化。人生际遇会促成这一切。每个人都面临着独特的环境和挑战，兄弟姐妹们将带着各自的伤疤，达到特定的健康水平。他们可能有不同的身高或体重；一个可能会选择吸烟、吃高脂肪食物或吸毒，而另一个则不会。这些习惯会对基因表达——身体通过"读取"DNA蓝图来制造新蛋白质的过程——产生显著影响。虽然双胞胎拥有相同的DNA，但由于这些所谓的表观遗传因素，它们可能会以不同的方式表达。所有这些都发生在对发型、穿孔、文身等个人外表做出更有意识的决定之前。因此两个成年后的双胞胎，可能看起来很不一样。

即使在基因水平上，同卵双胞胎也不是完全相同的。这两个生命以相同的DNA开始，但随着时间的推移，这个模板可能会发生变化。它就像一段供开发人员共享的网站源代码，每个人都将引入调整和更改，这意味着曾经相同的副本不再一致。致癌物质的存在，或暴露于某些类型的辐射中，都可能扰乱DNA，导致DNA的随机突变，或者在DNA复制时引入错误。这些突变随着生命的持续而累积，这意味着你在死亡时的基因构成与你出生时的基因构成略有不同。大多数突变没有明显的影响，但有些突变可能会使双胞胎中的一个患上疾病或产生身体标记。

所以，同卵双胞胎永远不会完全相同。这一术语有缺陷，但却得到了普遍认可。更科学、更准确的替代词——单卵双生——太拗口了，很难流行起来。

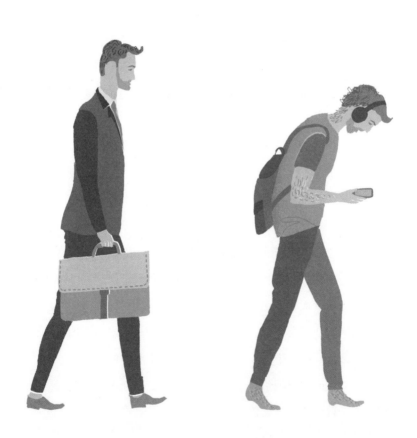

# 人类可以自燃

## Humans can spontaneously combust

　　狄更斯的《荒凉山庄》（*Bleak House*）是一部迷雾重重的小说。最奇怪的一幕发生在第32章的结尾，全身衣物被杜松子酒打湿的废品收购商克鲁克（Krook）被发现在自己家里烧成了灰烬。这是一个"自燃"的例子，没有外部火焰或热源，这个不幸的人是自燃的。

　　在后来版本的序言中，狄更斯揭示了他的灵感。他引用了意大利的切塞纳伯爵夫人科尔内利亚·德包迪（Cornelia de Baudi）*的故事。1731年，伯爵夫人被发现死在卧室里，或者更确切地说，她的死"充满"了她的卧室。这位女士并不是简单的烧死，她几乎完全消失了，只剩下她的小腿、三根手指和部分头骨，其他部位都变成了灰烬和一种难闻的油烟充斥在房间里。

　　人体里大部分是水，在没有烤箱或炉子的情况下怎么能如此

---

* 伯爵夫人名字应为科尔内利亚·赞盖里·班迪（Cornelia Zangheri Bandi），狄更斯在序言中将其名字写错了。——编注

彻底地燃烧呢？在一定情况下，人体会呈现出反向蜡烛的状态。融化的脂肪渗入衣服，而衣服就像灯芯那样燃烧，这种现象就是"灯芯效应"。受害者的手和脚通常完好无损，因为这些身体部位含有相对较少的脂肪，而且最不可能被衣服覆盖，所以，它们不太容易受到灯芯效应的影响。

完全燃烧的案例可以追溯到几个世纪以前，并且今天仍在发生。这些无从控制的可怕大火有时被归结为自燃——就像身体自己一时兴起着起了火。这种说法现在已被广泛质疑，目前也还没有任何可信的机制来解释。进一步来说，如果人体真的可以自行着火，那么为什么我们不会经常见到呢？为什么它从来没有被目击或拍摄过？这些火灾更有可能是由外部的火源引发的，比如一盏灯或一根香烟，而这些火源本身也被大火吞噬了。即便如此，还是有不少人相信自燃现象。就在2010年，一名爱尔兰验尸官还将自燃确定为官方死因，因为没有任何其他可能的解释。

人与火很少能和谐相处。当然，也有一些不会烧焦也能与火共存的法子。一想到要在燃烧的煤炭上行走，就会使人脊背发凉。这看似不可能的行为，几千年来一直与宗教仪式和神秘主义存在着联系。其实没有什么超自然的事情发生，只要有点儿信心，任何人都能做到。只要你以稳定的步调行走，你的脚就不会因与煤接触太久而引起灼伤。跑步通过燃烧的煤炭实际上更危险，因为每一步的力量都会让脚踩透相对凉爽的上层煤灰，从而更深地踩进煤里。

吞火表演要难得多，表演者通过闭嘴切断氧气供应来熄灭火焰，这十分冒险。魔术师佩恩·吉利特（Penn Jillette）描述了他十几岁时开始接触魔术的痛苦经历："我练了一下午，鼻涕都从嘴里出来了。口腔里都是疱疹，像卡通人物般的大板牙和我的嘴唇粘在了一块儿。"不过，通过练习完全有可能熄灭嘴里的火焰，而不是借助障眼法糊弄观众。

# 指甲和头发
# 在死后会继续生长

## Fingernails and hair
## continue to grow after death

　　如果你发现自己是不死族的一员，你可能会想找个配饰摊。电影中的经典僵尸造型都有一头又长又乱的头发，真应该用发带绑在脑后，以免它妨碍打斗。僵尸造型的标配还有长长的指甲，样子接近爪子。这两者都是过世者的特征，因为我们的头发和指甲会在死后继续生长。

　　这则著名的传闻就像僵尸一样神秘。从生理学上讲，任何组织在死亡后都不可能再生长。头发和指甲主要由角蛋白构成，角蛋白是一种坚韧的纤维材料，它们的生长来自组成细胞的分裂。这只有在有原料和能量供应的情况下才会发生，而这需要含氧血液的流动。当心脏停止跳动时，血液也会停止流动，由此细胞也就无法分裂。

　　尽管如此，仍有许多掘出的尸体毛发比我们预期的要长。这大概有两个原因。首先，身体在死亡后的几天内会逐渐干枯，皮肤会收缩破裂，毛发，尤其是胡楂儿，在瘦削肌肉衬托下会显得格外突出；其次，构成头发和指甲的角蛋白比其他组织需要更长的时间来分解。因此，头发和指甲是干枯尸体上最明显的特征。

# 刮毛会使毛发
# 长得更快更粗

Shaving causes hairs to
grow back faster, or rougher

不管你刮得多干净，你都不会碰到活的组织。毛囊是每根毛发扎根和生长的地方，它位于皮下，即皮肤表层的里面。剃刀在接近皮肤的地方刮掉体毛是在已经死亡的细胞间劈山开路。

死去的毛发不会说话，没有任何信息被送回毛发根部说"嘿，看，我刚刚被斩首了"。把自己剃成秃瓢，或者只剪掉发梢，抑或是什么都没剪，对毛囊而言都没什么区别。因此，重新长出来的头发质量也没什么区别，它们也不会以更快的速度蹿出来。

现有实验证据虽然不多，但似乎支持这种逻辑。早在1928年的研究就发现，剃毛前后毛发的生长速度没有差别。1970年的另一项研究也发现了同样的结果，虽然样本量很少（5名健康的白人男性），而且研究只涉及腿毛。尽管很少有人真期望能看到任何效果，但似乎仍有进一步研究的空间。毕竟，如果剃须后胡子真的能变浓变粗，那我的下巴现在就应该像团刷锅的钢丝球了。

那么，这个冗长无趣的可笑说法是从哪里来的呢？这似乎是我们的经验之谈。剃掉后，留在我们下巴或腿上的短茬儿要比以前自然生长的毛发粗得多。这仅仅是因为靠近根部的毛发直径比自然毛发的梢部直径要大一些。它并不比剃掉前更粗，只是去掉锥形的末端使它们看起来更粗了。

而且短茬儿也会比以前长出来的毛发颜色深一些。光照和化学污染物会导致褪色——毛发暴露的时间越长，褪色程度就越高。从飘逸长发剃成小平头，只会留下颜色更深部分的头发，这加深了我们对除掉的毛发再长出会更加粗黑的印象。

脱毛蜡确实能深入根部解决问题。几十根毛发能一起被连根拔掉。这过程很痛（别人和我说的），但皮肤会光洁几个星期。当毛发长回来时，通常和以前的粗细一样。多次脱毛会使毛发的根部结构受损，导致毛发变细。它当然不会像传言那样，让毛发长得更粗或更浓密。

# 有些人就是不放屁

## Some people just don't fart

　　英国女王也会放屁。这是真的。很少有人能目击威严的臀部"打嗝儿"，但女王陛下每天肯定也要放屁至少十几次。所有人类都会这样，这是无法避免的。大部分难闻气体是肠道细菌分解食物时的副产品，其余的气来自被吞下的空气或是碳酸饮料中的二氧化碳。说到这个，人类通常的日产气量可以装满一个两升的可乐瓶——这是一个大多数小男生在某个时候都会琢磨的实验。

　　没有人（或其他有肠道的生物）是例外，我们都会产生气体。你可能会试着憋住它，并认为自己已经成功了，但这些气体迟早会逸出。这种令人难为情的气体可能出来得悄无声息，也可能会因失控发出惊天动地的爆响，但屁是不会被重新吸收或凭空消失的。

　　不过，并不是所有的屁都会被察觉，即使对放屁者来说也是如此。如果主要的排放物是甲烷、氢、氮和二氧化碳这些无味的物质，就会出现上面的情况。如果产生了独特气味，那便是来自硫化氢和其他含硫化合物，它们通常只占排放物成分的1%。如果你最近没有吃过含硫量高的食物，那么你排出的废气几乎没有异味。

甲烷和氢都是高度易燃的。甲烷是天然气——我们燃气炉上燃烧的东西——的主要成分；后者用于早期飞艇，它的易燃性导致了许多悲剧，比如"兴登堡号"和"R101号"空难。因此，毫不奇怪，屁是可以点燃的，这并不是天方夜谭。但我不会鼓励任何人去尝试这件危险的事，在优兔网（YouTube）这样的视频网站上就可以找到丰富的例证。

# 尸体是不能动的

Dead bodies are inert

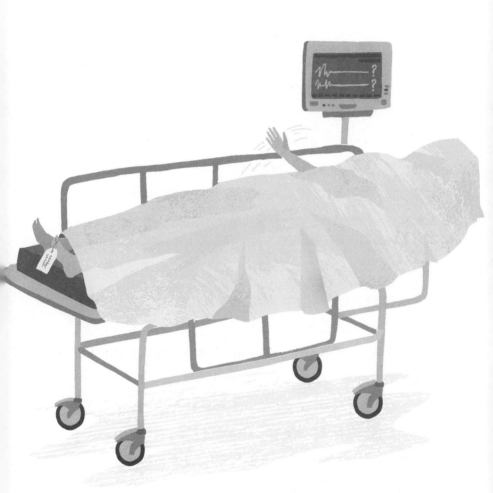

"死，亲爱的？为什么，那是我要做的最后一件事！"

——格劳乔·马克斯（Groucho Marx）

事实上，马克斯先生，那并不是最后一件事。我们很多人做的最后一件事是放屁。在死亡后的数小时或数天内，困在尸体内的气体会找到出路，它们有两种选择：嘴或肛门。这两种排气都是无声的，因为括约肌太过放松以至于无法发出声音。不仅仅是气体逸出，如果肠子和膀胱是满的，里面的东西最终也会出来。多数人都没能目睹自己最终的排便过程。

死去的身体也比我们想象的更为活跃。尸体被细菌分解时会产生分解气体。对那些不习惯看尸体腐烂的人（我们大多数人）来说，这种副产物可能令人十分震惊。当气体从口中逸出时，身体可能会发出叹息声。这种释放会使身体的重心发生变化，从而导致身体移动。

有时，气体会被困住。随着压力的增加，尸体可能会膨胀。在某个临界点，胃里的分解气体和液体会进入食道，像呕吐物一样倾泻出来。死亡的孕妇甚至可能"产下"她们死去的孩子。这种现象被称为"棺内分娩"，是分解气体的压力将胎儿推出体外造成的。

尸体僵直通常发生在死后 2 ~ 4 个小时。与流行的观念相反，这不会导致四肢移动，也难以将尸体摆出栩栩如生的姿势。肌肉的收缩只会使四肢僵硬，（对其他人来说）很难重新摆布。一些尸体的下颌肌肉绷紧，看起来像是在做鬼脸。在极少数情况下，死人还会勃起。那些死于小脑（大脑后部较低的部分）或脊髓损伤的人，比如上吊而死，最有可能出现这种情况。这是一条关于"尸体僵硬"的黑色幽默。

# 一些常见的怪异疗法

## Common quackery outline

现代医学有它的不足之处，但至少它是建立在对人体科学理解的基础上的。医生只被允许开那些经过严格测试并经过其他训练有素的专业人士审查的药物。但是，还有其他一些治疗和保健的体系没有坚实的科学基础。有些延续了古老传统，有些则是在相对较近的时期发展起来的。

"替代"医学技术惊人地多样，从把针刺进身体到喝尿，它们都有两个共同点：将逸事作为证据和科学依据缺失。那些寻求替代疗法或饮食法的人往往确信它们有疗效，但实验室研究却很少发现两者之间的联系。对于那些理性思考的人来说，替代医学只不过是骗人的把戏。下面是一些最常见的例子。

生物节律（Biorhythms）：我的第一台电脑 [橡果电子（Acorn Electron）*牌的，有一定年纪的人应该对它有印象] 附带了一套免费软件，其中包括一款叫作"生物节律"的软件。只需要提

---

\* 英国IT业曾经的巨头，相当于英国的苹果公司。——译注

供我的出生日期，它就能对我目前的情绪和健康状况做出大量预测。这个计算应该是基于身体的自然节律：23天的体力周期、28天的情绪周期、33天的智力周期。基于出生后的天数，计算出我在每个周期中的位置，从而预测我的健康状况。当时，我没有在意，只把它当作计算机能力的有趣展示。但该软件是基于一个真实存在的理论，这个理论至今仍有许多追随者。没有证据表明存在这种周期（除了与女性月经周期的微弱联系），该理论也毫无科学依据。

脊椎按摩疗法（Chiropractic）：由脊椎按摩师推拿按摩脊椎，以减轻疼痛或治愈疾病的疗法。这听起来似乎蛮有道理，其核心观点认为脊椎半脱位（脊柱的微小错位）与健康状况不佳有关。但常规医学中没有任何资料支持这一观点。此外，对脊椎按摩疗法审慎评估后发现，它对其试图治疗的许多病况几乎没有任何益处。一些研究表明，用脊椎按摩疗法治疗腰痛和相关不适时，症状会有轻微改善，但对其他疾病没有明显的益处。

营养补充剂（Dietary supplements）：根据美国国立卫生研究院（The National Institutes of Health）的数据，美国人每年在营养补充剂上的花费超过300亿美元，产品目录令人眼花缭乱。同一来源的数据显示，目前美国大约有75 000种补充剂，包括维生素、鱼油、益生菌和其他产品。许多人都有正当的理由服用这些补充剂。例如，强烈推荐妇女在怀孕期间服用叶酸，这有助于降低新生儿缺陷的概率。那些因疾病或其他原因被限制在室内的人可以通过补充剂摄取维生素D。许多疾病都是因为缺乏这种或那种维生素引起的，吃一片补充剂可能会有很大的帮助。然而，这300亿美元中的一大部分——以及更多的海外资金——都被浪费了。对于那些饮食均衡的人来说，补充剂通常是不必要的。我们不妨用辛苦赚来的钱多买点儿魔法豆*——至少它们是很好的铁和B族维生素来源。

耳烛疗法（Ear candling）：耳烛疗法背后的理论听起来有点儿可信度。在耳孔里插一根空心蜡烛，点燃烛芯，火焰产生的负压会将耳垢和其他杂质吸出来；同时，空气中会弥漫着香薰蜡烛散发的怡人香气。它只有三个缺点：你看起来很傻！它不起作用！你可能会被烧伤！数项研究都指出了其危险性，且显示这种疗法没有任何效果**。

牙线（Flossing）：很难相信像用牙线清洁牙齿这样的主流方式可能是徒劳的，但事实也许就是这样。一根好的牙线可以清除食物残渣，并触及牙刷刷毛到不了的地方。美国牙医协会（American Dental Association）和英国国民保健署（UK's National Health Service）都建议我们这么做。然而，几乎没有证据表明使用牙线的人拥有更健康的牙齿和牙龈。仅有的几项牙线测试的研究也是有缺陷的。要么规模太小，要么是由牙线制造商提供的资金和指导。这并不是说牙线无效，只是缺少强有力的证据支持。

葡萄糖饮料（Glucose drinks）：高强度锻炼时，身体需要

---

\* 即豆类，因营养丰富有益健康，所以也被称作魔法豆。——编注

\*\* 参见D.R. Seely et al.，1996,doi:10.1097/00005537-199610000-00010。

补充更多的能量来保持状态。葡萄糖饮料可以以一种人体容易吸收的单糖——葡萄糖的形式提供能量。葡萄糖饮料的问题在于，它们含有惊人的糖分——远远超过大多数体育锻炼所需。一些常规容量的"运动饮料"含有16茶匙的甜味剂。偶尔喝一点儿能量饮料不会造成任何伤害，但是经常喝运动饮料的人更容易发胖，而不是减肥。最近一项有趣的小研究表明，被我们放在橱柜里的蔗糖在补充能量方面可能比葡萄糖更有效。一项对自行车拉力赛运动员的研究表明，掺入蔗糖的水比葡萄糖饮料效果更好*。

**顺势疗法（Homeopathy）:** 这是一种基于"以毒攻毒"理念的替代疗法。一个常见的例子是治疗失眠，这个问题可以通过服用极稀的致失眠物质（比如咖啡）的提取物来缓解。撇开这个观点的反直觉性不谈，顺势疗法还有一个很奇怪的地方。它的治疗制剂是非常稀的，有时稀释程度高达400倍。如果仔细分析这些数字[顺势疗法几乎就是"呸，数学"（phooey math）的变位词]，你会得到一个惊人的结果：那些制剂被稀释得如此之稀，以至于不可能存在初始物质的单个分子。它几乎只是纯净水而已。

那么，顺势疗法的制剂对身体会不会产生一点儿作用呢？根据任一可信的科学理论，都不存在这种可能性。在实验室里接受评估时，顺势疗法也从未显示出多大的前景。然而这种做法仍然很流行，很多人声称服用顺势疗法的药物后感觉好多了。也许他们受益于顺势疗法的治疗方式，一次常规会诊比传统的医生会诊

---

* 参见J.T. Gonzalez et al.,2015,doi:10.1152/ajpendo.00376.2015。

持续时间要长得多，因为顺势疗法师需要时间来了解病人和他们的生活方式["哦，同理心"（ooh empathy），另一个变位词]。这种正向体验可能会增强安慰剂效应，并有助于患者的健康。不过，它不会治愈任何潜在的疾病。

**冰浴**（Ice baths）：有时候，运动员们在剧烈运动后会把自己浸泡在冰水中。寒冷的浸泡被认为可以减缓血液流动从而减少肿胀和组织损伤；就像用一袋冷冻豌豆冰敷可以减轻头部肿块的

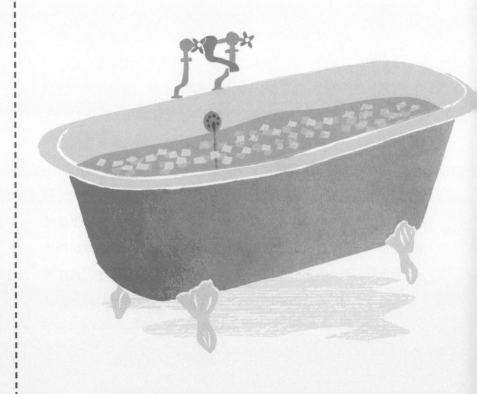

疼痛一样，冰水也可以减轻肌肉的灼烧感。这一切看似不错，但有证据表明，这种习惯可能对那些想要增肌的人产生反作用。一项研究*曾观察了两组男性运动员之间的差异，一组在进行力量训练后进入冰浴，另一组则在训练后改用自行车练习做"整理活动"。12周后，那些做整理活动的人的肌肉强度和重量增加得更多。此外，活体组织检查显示，在训练后的两天内接受冰浴，肌肉修复所需要的关键蛋白质会被"钝化"。这项研究并没有争论冰浴对缓解疼痛的好处，但它确实给"冰浴有助于肌肉修复和生长"的观点泼了一盆冷水。

**你在润肤霜包装上看到的任何东西（Just about anything you read on a moisturizer packet）**：我不能自称是护肤和美容产品方面的专家，不过，我有一个化学学位，还有一个生物化学学位，所以，当我读到护肤品的说明书时，常常对其中一些措辞感到困惑不解。在所有的软膏中，润肤霜似乎是最哗众取宠的，毫无意义的短语在包装上比比皆是。"平衡你的肌肤""充满治愈性氧气""亲肤成分""多重强化""散发活力芳香""有优化肌肤含氧量的功效"，这些只是我五分钟内粗略地在网络搜索中找到的六个例子。所有这些短语表面上听起来都像是出自一位科学家之口，但它们词义含糊，而且意义可疑。

即使是熟悉的措辞也可能表意模糊。例如，低过敏性可能会让你认为这种产品比一般的润肤霜更不容易引起过敏反应。问

---

\* 参见L.A. Roberts et al.,2015, doi:10.1113/ JP270570。

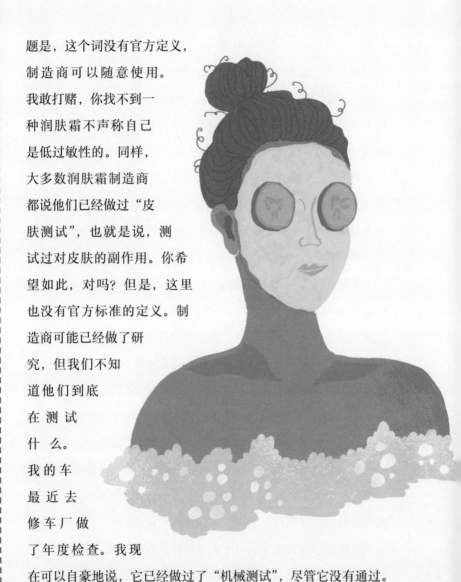

题是，这个词没有官方定义，制造商可以随意使用。我敢打赌，你找不到一种润肤霜不声称自己是低过敏性的。同样，大多数润肤霜制造商都说他们已经做过"皮肤测试"，也就是说，测试过对皮肤的副作用。你希望如此，对吗？但是，这里也没有官方标准的定义。制造商可能已经做了研究，但我们不知道他们到底在测试什么。我的车最近去修车厂做了年度检查。我现在可以自豪地说，它已经做过了"机械测试"，尽管它没有通过。

还有一些令人困惑的成分。许多都含有一系列"天然"产物，读起来就像仙女的野餐菜单：桑树根、苔藓、香二翅豆、葡萄籽、野风信子、蜂蜜提取物、石榴、杏仁油……有这一长列听起来由科学研究所得成分的支持，似乎增加了整体的"可信度"。要留意那些水通道蛋白、维A酸，当然，还有抗氧化剂。

我浴室里的润肤霜（基本上没用过）含有30多种可怕的成分，包括生育酚乙酸酯、乙基己基甘油和我的拼写检查工具无法识别的各种其他成分。偶尔，你会看到童话与科学的跨界融合，比如配方中常见的"燕麦胶"。亚马逊（Amazon）网站的一个品牌广告上，成分中甚至有一位"嗜酒母亲"。在任何其他场合，我都会认为这是一个恶意的拼写错误，但对于润肤霜，你永远不知道到底是不是这样。

**国王的触摸（King's touch）**：为了多样化（不可否认，因为我努力要找到一个开头是"K"的词条），这是一种由最高统治者施行的历史悠久的江湖骗术。国王的触摸是一种信念，相信一个庄严的爱抚可以治愈疾病。国王（有时是女王）被认为拥有上帝的庇佑，他可以将这些庇佑转化为治疗疾病的力量。这些握有至高无上权力的手在治疗淋巴结核病方面特别有天赋，以至于这种疾病被称为"国王之恶"（King's Evil）。这种做法在英国和法国很常见，据说英国的查理二世（Charles Ⅱ）在统治期间抚触了大约92 000名淋巴结核病人——相当于当时伦敦人口的1/4。显然，从来没有做过双盲临床试验来确定国王的手是否真的是治疗淋巴结核病的有效方法，也就是说，我认为我们可以把国王触摸的效果归因于淋巴结核病的自然习性，即自愈性。

**肠漏综合征（Leaky gut syndrome）**：你知道你的肠道会

渗漏吗？有害物质会渗出，对身体的更大范围造成威胁。从自闭症到偏头痛再到多发性硬化，肠漏综合征被认为是造成各种疾病的罪魁祸首。幸运的是，至少就医学而言，这是一种虚构的综合征。然而，就像所有伪科学一样，它过度夸大了一些次要事实。肠道壁确实可以变得透过性更高，允许未消化的食物、微生物和其他物质进入血液。虽然还没有建立直接的因果机制，但这可能是导致克罗恩病和糖尿病等疾病的一个因素。肠漏综合征还远远不止这些，它的支持者将一系列的疾病归咎于内部渗漏，他们在缺乏科学依据的情况下诊断，推荐服用并未证实有效的补充剂和益生菌。

磁疗（Magnetic healing）：孩提时，和看不见的力量玩耍是多么令人敬畏的事。磁铁有潜能做任何事情。我敢肯定，我不是唯一一个毁了一双训练鞋的孩子，为了发明"悬浮靴"，徒劳地在鞋跟里塞进磁铁。磁铁有一些看起来很神奇的特性，所以它们被吹捧为医学治疗手段也就不足为奇了。你认识戴磁性手链的人吗？这种饰品被认为可以通过与血红蛋白的磁性相互作用改善血液流动，从而改善整体健康状况。这是无稽之谈。即使是使用磁场强度高数千倍的磁共振扫描仪，对血液流动也没有明显的影响。即使有影响，也没有明显的证据证明这样做会更健康。磁疗通常是无害的，没有副作用，然而，就像许多假药一样，如果把它作为治疗癌症等严重疾病的药物，它可能会带来虚幻的希望，延误专业治疗。

神经语言程序学（Neuro-linguistic programming, NLP）：

我一直认为这个激励技能的名字听起来有点儿邪恶——像科幻小说里的某种思想探测仪。不使用NLP术语来描述真有点儿难，但从本质上讲，该技术着眼于研究天才们的心理、肢体和说话习惯，并把它们教给我们这些卑微的非天才或是别的什么人。听着，我跟你说实话。为了准备这段话，我花了好几个小时研读这方面的资料，现在头好痛。需要有人给我来次NLP治疗来帮助我理解NLP。我个人无法领悟这个领域并不意味着这项技能缺乏价值，或者它没有用（这是一种常见的逻辑谬论，叫作"诉诸难以置信"：我不明白这个东西，所以它不可能是真的）。幸运的是，许多关于NLP的研究已经帮助像我这样的人做出了是否尝试的决定*。结论就是：目前还没有可靠的证据表明NLP有效，其理论基础也没有科学依据。

整骨疗法（Osteopathy）：像脊椎按摩疗法一样，整骨疗法有一个令人信服的科学名称，但几乎没有科学依据。这种疗法通常通过推拿肌肉和关节来改善健康状况，像是一场具有医疗效果的按摩。有"中等质量证据"**表明，它可以帮助减轻手术后或受伤后的下背部疼痛***。在这种情况下，将整骨医生描述为庸医是很苛刻的。然而，一些整骨医师认为整骨可以治疗（常规医学

---

\* 参见 T. Witkowski, 2011, doi:10.1186/1471-2474-15-286。

\*\* 循证医学将证据质量分为高、中、低、极低四个等级。其中"中等质量证据"定义为"对效应估计值有中等程度的信心：真实值有可能接近预估值，但仍存在二者大不相同的可能性"。——编注

\*\*\* 参见 H. Francke et al. , 2014, doi:10.1186/1471-2474- 15-286。

中）与肌肉无关的疾病。哮喘、偏头痛、消化系统疾病、帕金森病、抑郁症，甚至婴儿的肠绞痛，都能通过整骨疗法治愈。目前没有严谨的证据支持这一观点，也没有任何可信的生物学机制表明整骨疗法可以帮助缓解这些情况。

**心灵手术**（Psychic surgery）：还记得那些生日派对上备受叔叔们喜爱的拙劣戏法吗？比如消失的硬币从一个孩子的耳朵后面出现了。想象一下用一丁点儿血来变这个戏法。这就是所谓的"心灵手术"，一种广受质疑的不用手术器械就能切除肿瘤的技术。医师按住被感染的身体部位，变出一摊血，然后抽出一团令人倒胃口的东西，之后血被斯文地洗掉以展示手术并没有伤口。

像其他幻觉一样，心灵手术看起来很有说服力，但这只不过是下三烂的花招。它发源于巴西和菲律宾，但轻信它的受众到处都有。最著名的案例是喜剧演员安迪·考夫曼（Andy Kaufman），他向一位精神外科医生寻求帮助，希望对方能治愈他的肺癌。他声称自己已经痊愈，但几个月后就死于这种疾病。

**气**（Qi）：《奇》（QI）是英国的一个喜剧智力竞猜节目，在节目中，明星嘉宾们试图让彼此答错。它非常有趣，也是本系列图书的主要灵感之一。气是一种据说蕴含在所有生物体内的"生命力"或生物场——如果你想要一个粗俗直接的比喻，它大概可以比作《星球大战》（Star Wars）电影中的"原力"。我愿意相信气有助于精神自律和健康，但它在医学上的作用无法被证实。正如维基百科（Wikipedia）巧妙指出的那样："尽管人们普遍相信气的存在，但它是一个无法验证的概念。"

**反射疗法**（Reflexology）：反射疗法理论者认为，身体的器官会反映在脚和手的相应区域。轻柔地按压脚后跟可以缓解臀部的疼痛，而在小脚趾下面快速地摩擦可以缓解手臂的阵痛……从这个意义上说，医师可以通过他们的肘部来了解屁股！但反射理论没有任何事实基础。这是另一种依赖于无法证实的"身体能量"说法的技能。2009年的一篇综述汇集了所有关于反射疗法的相关文献。基于18个不同的数据集，该综述得出结论：迄今为止，现有的最佳证据并不能令人信服地证明反射疗法是治疗任何疾病的有效方法。\*

**超级食物**（Superfoods）：每个月都会有一种新的超级食物出现。羽衣甘蓝、蓝莓、木瓜，连大力水手独特的超级食品——菠菜都受到了关注。越来越多异国情调和神秘的食物，如藜麦、枸杞和枣，都已轮流成为养生者的时尚食品。如今的趋势是模仿网红。在最新阶段，蟋蟀、大麻、蜗牛，甚至可食用黏土都被吹捧为新的神奇食物。人们意识到，这股热潮更多的是为了满足杂志专栏作家和照片墙用户的需求，而不是为了满足自己的胃口。除非你碰巧喜欢这种味道（我个人就比较偏爱藜麦），否则还是省点儿钱，买当地的水果和蔬菜吧。大多数"超级食物"富含维生素和其他营养物质，但与含有更多普通蔬菜的饮食相比，它们没有任何优势。

---

\* 参见 E. Ernst, Medical Journal of Australia, 2009, Vol. 191, pp.263–266 。

触摸疗法（Therapeutic touch）：美国科罗拉多州的埃米莉·罗莎（Emily Rosa）保持着一项吉尼斯世界纪录，她是在同行评审的医学杂志上发表研究论文者中最年轻的。她对触摸疗法的研究发表在享有很高声望的《美国医学会杂志》(*Journal of the American Medical Association*)*上时，还只有9岁。

触摸疗法是一种新兴的伪科学，发展于20世纪70年代，但根源是古代传统。医师声称他们能感觉到并操纵人类的能量场，从而加速愈合并减少疼痛。这可真是太好了，除了一件事：人类没有能量场，任何一个真正的科学家都没有发现过。埃米莉·罗莎曾在学校科学展览会上检验了这些说法。她要求医师把双手穿过屏障，这样他们的手就不会被看到了。然后她把自己的手放在他们的手上方几厘米处。这些医师只需要通过感觉她的能量场来判断是"左"还是"右"。结果是毁灭性的。他们猜对的次数只占44%，这个数字与纯粹的瞎猜没什么两样。这项研究得到了严格的统计数据和重复实验的支持，动摇了触摸疗法的科学基础。

饮尿（Urine, drinking of）：你有没有想过喝自己的尿？它不太可能对你有伤害。这条金色的小溪在新鲜时基本上是无菌的，但它也没有什么价值——除非你被困在电梯里好几天没有别的东西喝。尿液含盐量高，不太可能解渴。无论是好还是坏，喝尿带来的任何意想不到的影响都很难确定，为一项用水紧张

---

* 参见L. Rosa et al.,1998, doi:10.1001/ jama.279.13.1005。

的临床研究招募足够的志愿者会有一点点棘手。

然而，有一些人出于治疗的动机提倡喝尿。这种情况在印度尤其常见，其倡导者倾向于推荐它作为无害的美容方法，比如改善脱发或肤色。但更有害的一面是，人们很容易找到声称喝尿疗法可以治疗精神疾病、艾滋病或癌症的文章。不用说（好吧，再说一遍），没有可靠的科学证据表明喝尿对健康有任何积极的影响。

**空洞的时尚饮食**（Vacuous fad diets）：大多数人都知道，减肥没有灵丹妙药，即便如此，媒体上也常推荐一些减肥秘诀。大多数是"少吃多运动"的无害变体，如果你有意志力，它们就会奏效；其次就是时尚饮食。时尚饮食通常有三个特点：（1）朗朗上口的标题，通常以水果或水果蛋糕命名；（2）名人代言；（3）没有科学依据。风靡的时尚饮食有葡萄柚减肥法和柠檬汁减肥法；毫无意义的"排毒"饮食不能排毒也不会排毒；原始饮食让我们吃得像狩猎采集时期的祖先，却无法达到任何和祖先同样的运动量；不合逻辑的"碱性饮食"，据说它能够平衡身体的pH值水平，但其实根本没有这回事。

一些时尚饮食甚至可能是有害的。奇怪的"棉球减肥法"的追随者把棉球浸泡在果汁里然后吞下去。棉球给人饱足感，却不会产生任何热量，还能过滤毒素，但它也有堵塞肠道的可能性。所谓的"睡美人"减肥法要求你睡得更久，以减少吃饭的机会，一些追随者服用镇静剂以维持睡眠状态。完全可以写一整本书来揭穿这些把戏，只是我本人对此毫无兴趣。

水（Water）：水出现在骗术清单里似乎是件蠢事，它是生存的基本要素之一，水占我们体重的一半以上。然而，在西方社会，喝水的好处往往被夸大了。卫生部门通常建议我们每天喝一两升水。这并不意味着我们需要灌下两升饮用水。身体有着许多你不知道的"水源"，食物提供了一部分我们需要的水，特别是水果、蔬菜和任何黏稠的东西；软饮料、果汁和热饮可能会引起某些部位的健康问题，但作为水的来源，它们也都还不错。经常被引用的每天"需要"喝八杯水的说法根本不正确（而且令人困惑的是，我们每个人的杯子大小都不一样）。只要你小便呈浅色，并不总是感到口渴，你就已经摄入了足够的水。按照你身体的需求去摄入就好。

致癌物（'X' causes cancer）：每个人都认识一两个患过或患有癌症的人；我们中大约有一半的人会在人生的某个时间被诊断出患有癌症。这是一个大家都感兴趣的主题。因此，如果你是一名想要吸引读者的新闻编辑，"癌症"这个词很适合放在标题中。现在就试着搜索"致癌"或"治癌"吧。在撰写本文时，我见识了诸如"英国香肠不会致癌""时差会增加患癌症的风险""地铁旅行会致癌"以及"阿萨姆邦部长说罪恶会致癌"等见解。

像这样标题的消息几乎都是假的。通常，这种新闻都是关于某项科学研究的报道，该研究发现了一种特定因子和一种特定类型癌症之间的联系，但仅限于细胞培养、小鼠试验或其他一些非临床环境。记者或他们的编辑经常把有限的研究成果扭曲成具有里程碑意义的确凿事实。"我们的研究发现X与小鼠患皮肤癌概率的轻微增加有关"通常被转换成"X导致皮肤癌"。当研究涉及人类时，结果很少是明确的。把某种特定的食物或物质与某种特定的疾病联系起来是极其困难的。例如，你如何证明每天吃生菜的人患癌症的风险更低？到底是沙拉本身（因果关系），还是这些人总体上可能过着更健康的生活（相关性）？如何收集这样的数据本身就是一个迷人的课题，我建议参考本·戈德契（Ben Goldacre）的优秀著作《小心！不要被"常识"骗了》（*Bad Science*, 2008年）以获得关于这个话题的深层次讨论。我敢打赌，阿萨姆邦部长并没有根据严格的临床试验或流行病学研究得出罪恶致癌的结论。

瑜伽（Yoga）：我认识许多优秀睿智的瑜伽练习者。这是一个极好且全方位的锻炼方式，能够提高身体柔韧性和力量，且没有许多运动中常见的高强度冲击性。但它也充斥着可疑的健康声明和神秘主义——一些人称之为"瑜伽邪说"（yoga woo）。谈论"能量场""对齐脉轮"和"清洁内脏"可能有助于营造一种情绪和环境，但从医学角度来说，这些都无法证实。当权者如果没有把它当作事实来推行，本不是什么问题。但2016年，印度议会的一名议员声称，某些流派的瑜伽可以预防和治疗癌症。政府官员这样说是件危险的事，风险在于人们可能会放弃有效的治疗方法，转而采用未经证实的弯曲和拉伸疗法。在撰写本文时，他承诺的科学证据尚未发表。

电击身体（Zapping the body）："电疗皮带能确保恢复受

损的**生命力**，使衰弱的身体焕发活力，刺激机体行动，促进血液循环，**帮助消化**，并迅速恢复生命力，生命力损失是衰老的首要征兆。"以上是1889年3月9日《西部时报》（the Western Times）上的一则广告。

在维多利亚时代的报纸上不难找到电疗广告。公众急切地想要了解电的能力。当时，很少有人家里有电力供应，这种能量资源蒙着一层神秘的面纱。庸医们利用这种轻信屡试不爽。上述那个卖电疗皮带的人是哈尼斯博士（Dr C. B. Harness），这个名字真是太贴切了\*。他是一名用大量伪科学词语和随机强调词推销他电刺激皮带的"医学电工"。这皮带可以治愈任何疾病，广告列举了癫痫、痛风、瘫痪、消化不良和便秘，以及许多其他可能死于电击的小毛病。忘了你的药物和拐杖吧，只要用魔法皮带轻轻一击，你就会万事大吉、安然无恙。

自从18世纪电首次被驯服以来，电击就被用于医疗。这一实践已经产生了一些有用的技术，比如针对某些类型抑郁症的电休克疗法，以及针对神经障碍的脑深部电刺激疗法。对于像哈尼斯博士这样的怪人来说，这里也是一片发财的沃土。介于这两者之间的是大量的干预措施，虽然缺乏强有力的证据，但这些干预措施还是有一定可信度的。其中最主要的是经皮神经电刺激疗法（transcutaneous electrical nerve stimulation，TENS），通过让电流通过皮肤来减轻疼痛。许多人信誓旦旦地说TENS疗法有效，但

---

\*　英语中，harness有背带的意思。——译注

缺乏高质量证据来证明它的有效性。另一个有争议的技术是"思考帽"。这个装置位于头部，通过电流刺激大脑中的神经元。它们真的能提高你的智力水平吗？证据还不大牢靠。

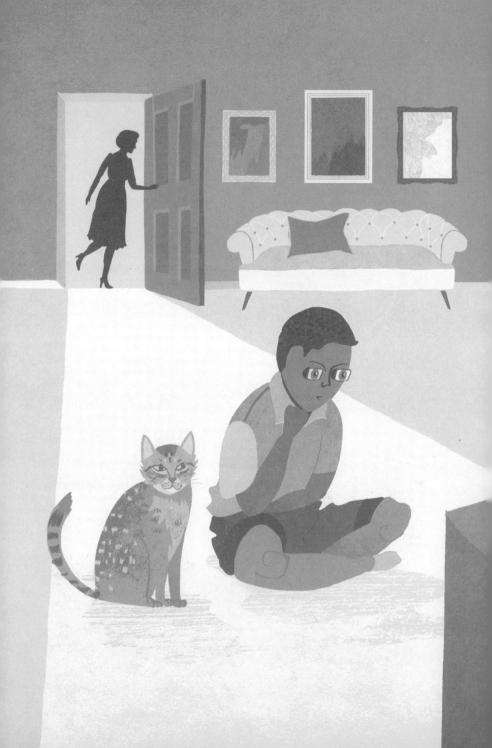

# 身体危害

## The body
## compromised

对疾病、伤害和小毛病的误解。

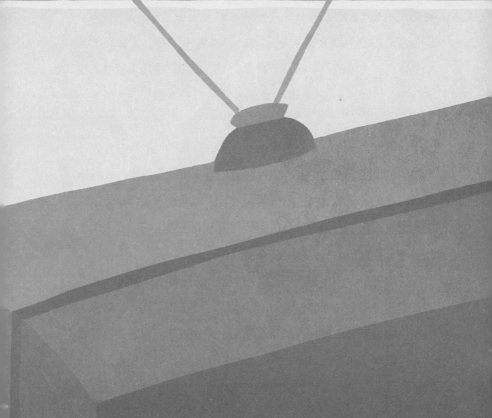

# 出去淋雨就会感冒

## You'll catch a cold if you go out in the rain

　　我们把这种情况叫作简·奥斯汀（Jane Austen）综合征或狄更斯式流感：悲剧恋人赶上大雨是古典小说中常见的陈词滥调。浑身湿透的他们要么在接下来的12章里卧床不起，要么死于着凉受寒。这种想法并不局限于19世纪，就连学龄前儿童节目《小猪佩奇》（*Peppa Pig*）里也能看到被雨淋透的乔治（George）打了个喷嚏。

　　这可能是推动情节发展的一种夸张的方式，但淋湿会导致长期疾病的说法是言过其实。感冒和流感是病毒性传染病，在感染之前，你需要接触到携带病毒的人或物。雨滴没有携带病毒，寒风也没有。你不会因为淋湿或着凉，或湿着头发出门，或一次尴尬的幽会后在暴雨中奔跑而感染流感。

　　这里有一个"但是"，让这个传言重新赢得了可信度。寒冷的气温本身不会让你感冒，但是如果你已经携带了病毒，寒冷的气温会加速感冒的发生。暴露在寒冷中会导致我们四肢的血管收缩，这限制了血液向鼻子、喉咙等受感染区域流动。相应地，这意味着能够到达这些区域的免疫细胞也更少了。因此，暴露在寒冷的环境中可能会降低我们对已经存在于呼吸道中的病毒的免疫反应效率。证据尚不确凿，但这是一个有说服力的想法。另一个因素是寒冷或潮湿的天气往往使我们在室内待的时间更长。温暖、封闭的环境，与其他人和他们携带的病菌待得很近，对病毒传播来说都是理想的条件。

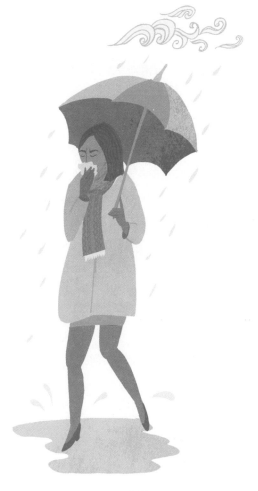

# 维生素 C 能预防感冒

## Vitamin C prevents colds

　　也许你不相信在上一节所读到的一切。现在你已在外面淋了雨，觉得有点儿鼻塞。你能做些什么来防止感冒？常识告诉我们要多喝橙汁。众所周知，它富含维生素 C，能对抗感冒。

　　维生素 C 是在 20 世纪初发现的，它几乎立刻就被吹捧为治疗感冒的良药。它在某些水果中的高含量与传统的营养建议一致，即生病时多吃多汁的食物。到了 20 世纪中叶，这种联系在大众的想象中已经根深蒂固。翻阅旧报纸，你会发现无数这样的例子，比如 1954 年一份苏格兰报纸上的"维生素 C 布丁"配方，以及（仍然很受欢迎的）黑加仑饮料利贝纳（Ribena）的广告，在广告中，利贝纳推销自己能够治愈感冒。

　　这种联系背后的科学依据仍然有点儿不确定。一些研究表明，在感冒期间服用维生素 C 的益处有限，而另一些研究则表明没有效果。在 1970 年，一位世界顶尖的科学家介入其中。双项诺贝尔奖得主莱纳斯·鲍林（Linus Pauling，1901—1994），出版了一本名为"维生素 C 与普通感冒"（*Vitamin C and the Common Cold*）

的书，这本书以及随后发表的文章都对这种维生素做出了近乎奇迹般的断言。它不仅可以缓解感冒，还可能有助于治疗心脏病和癌症。鲍林的发现被更广泛的科学界否定，但他高调的社会活动在人们心中强化了这种联系。

关于维生素C与包括普通感冒在内的疾病之间的关系，目前已经展开许多研究了，结果仍然没有定论。最大的一项研究*综合并检验了之前报道的29项试验的结果，总共涉及11 000多人，作者们没有发现任何联系。维生素C并不能缓解感冒的严重程度和缩短其持续时间，也不能降低患感冒的概率。不过，对那些承受短期压力的人，比如马拉松运动员和暴露在极端寒冷环境中的人，可能会有一些好处。

如果你确实需要更多的维生素C，那么橙子不一定是最好的食物。一份西蓝花含有更多维生素C，还没有糖的副作用；辣椒、菜花和豆芽都有类似的含量。

有个橙汁事件听起来像是谣言，但其实并不是，它与1999年的"阳光喜悦"（Sunny Delight）丑闻有关。据报道，一个4岁的女孩喝了太多的加工果汁饮料导致皮肤都变成了橙色。医生证实了这件事，这个女孩每天摄入1.5升饮料，远远超过了推荐的上限。她的器官不能处理所有的橙色 β-胡萝卜素色素，因此它们积累在她的皮肤中导致了这个后果。这一事件让阳光喜悦品牌的高管们脸红，他们指出，摄入类似的胡萝卜汁也会产生同样的效果。

---

\* 　参见 Hemila and Chalker, 2013, doi:10.1002/14651858.CD000980.pub4。

# 绦虫能帮助你减肥

## Tapeworms can help you lose weight

想象一下，你可以吃任何你想吃的东西而不增加体重，这就是绦虫饮食法的魅力所在——当然也是唯一的魅力所在。追随者吞下绦虫卵，它们会在肠道内发育为成虫。这种动物身长可达17米，能够吸收原本会给宿主带来负担的热量，就像在你的消化道里织起一张又长又薄的安全网，它会在食物热量增加到你的腰围之前把它们拦下来。

现实可远远没有这么振奋人心。首先，当你站在秤上时，你会发现没有任何体重减轻的迹象。绦虫可能会吃掉你的一些食物，但它本身也贡献了一部分体重。你不是在减肥，只是把重量储存在蠕虫储藏室里。虫子也可能会增加你的食欲，一些携带有绦虫的实验对象由于不断需要喂饱这个怪物而体重增加。除此之外，绦虫几乎不会引起任何副作用。大多数寄主直到寄生虫部分脱落并从肛门中蠕动出来（是的，这确实会发生）才意识到自己体内有寄生虫。那些饮食不良的人可能会遇到问题，因为寄生虫吸收了他们赖以生存的为数不多的营养。

吞下猪肉绦虫卵的人面临着更高的风险。幼虫可能会从肠道中钻出来，进入血液，然后通过血液到达身体的其他部位。最严重的后果是脑囊虫病，一种寄生虫进入眼睛或大脑的令人不快的疾病，致命的癫痫也会随之而来。如果你晚餐吃的是意大利面，就千万不要去谷歌（Google）搜索以上这些内容了。

# 天花已完全根除

## Smallpox has been entirely eradicated

战胜天花是医学上伟大的成就之一。几千年来，这种疾病一直困扰着我们人类。在18世纪，估计每年有40万欧洲人死于天花。许多幸存者毁容或失明，或两者兼而有之。一张布满痘疹的脸非常吓人——搜索图像请谨慎。

天花一直是20世纪的一大杀手。20世纪60年代时，估计每年有200万人死于这种疾病，其中大部分在非洲和印度。这也是巨大的推动力。自1967年以来，世界卫生组织（World Health Organization）加强了其疫苗接种规划。这项艰难的努力跨越了全球的战区，且还是在冷战最激烈的时期。不到10年，天花就被消灭了。

十分特别的是，我们记录下了最后一个自然感染者的名字。1977年10月，索马里的阿里·马奥·马阿林（Ali Maow Maalin）被诊断出患有天花。他完全康复后受此鼓舞，在30多年里都致力于在他的国家消除脊髓灰质炎。不幸的是，他在接种疫苗时死于疟疾。

自马阿林氏的案例以来，还没有自然患上天花的报告。但悲剧的是，紧接着第二年就暴发了导致死亡的实验室疫情。事件发生在英国伯明翰大学医学院。医学摄影师珍妮特·帕克（Janet Parker）在最初的症状出现几周后，于1978年9月11日死于天花。

似乎病毒粒子是通过一个有故障的通风管道进入了帕克的暗室。幸运的是，她的病没有广泛传播。只有她的母亲希尔达·威特科姆（Hilda Witcomb）感染了这种疾病，但活了下来。她是世界上最后一个记录在案的天花患者，她的女儿则是最后一个死于这个古老杀手的人。

如今，天花在野外可能已经被根除了，但它仍然存在于美国和俄罗斯的两个研究机构。世界卫生组织曾多次建议销毁所有剩余的库存，但屡次遭到拒绝。历史上致命的杀手之一逃脱监禁的可能性很小，但并非完全不可能。

其他威胁也潜伏在暗处。作为非法生物武器研究的一部分，政府完全有可能隐藏更多的库存。也许最大的风险是怀有恶意的人可能会从零开始创造病毒。一个现代生物技术实验室能够使用小DNA构建模块来完成这项任务。

其中一个设想听起来有点儿像《权力的游戏》（*Game of Thrones*）。在北方的土地上，特别是西伯利亚，数百年的永久冻土在更温暖的气候下开始融化。很久以前埋在地下的尸体又重见天日，有些带有天花的痕迹。活性病毒尚未被发现，但这并不意味着不可能。如果说全球变暖还没有给世界带来足够多的麻烦，那么它还可能会在世界上引发一场古老的瘟疫。说到这儿……

# 《编玫瑰花环》唱的是黑死病

## 'Ring a Ring o' Roses'
## is all about the Black Death

像大多数民歌一样，这首老歌也有许多版本。在英国最常见的是这样的：

> 编一个玫瑰花环，
> 口袋里装满花束，
> 阿嚏！阿嚏！
> 我们都倒下了。

通常认为这首押韵诗可以追溯到14世纪，当时黑死病（腺鼠疫）夺去了欧洲60%的人口。歌词暗指某种疾病的同时，它的配套舞蹈真的有"传染"力。大家手拉手转圈儿，一个接一个打喷嚏，然后所有人就都在这场"游戏场大灾难"里倒下了。

除了打喷嚏和倒下，这首歌还有其他地方暗示了黑死病。"O"形的玫瑰花环可以看作腹股沟周围的红疹——黑死病的症状之一。与此同时，装满花束的袋子让人想起了随身携带的草药制剂，它们是为了防止难闻的气味，因此人们认为它也能预防疾病本身。

这是一个令人信服的假设故事，但也有点儿缺陷。这种舞蹈直到1855年才被记录下来，当时《布鲁克林每日鹰报》（*Brooklyn Eagle*）参考的是一种叫作玫瑰花环（Ring o' Roses）的手牵手游戏。10年后歌词才被印刷出来，在19世纪80年代之前，没有任何刊登的版本带有打喷嚏的意味，之后这也只是众多版本中的一个。最能说明问题的是，在第二次世界大战之前似乎没有人把这首歌理解为瘟疫的隐喻。换句话说，《编玫瑰花环》（*Ring a Ring o' Roses*）是一首古老的瘟疫歌曲的想法是在人们的记忆中被编撰出来的。

说到打喷嚏，睁着眼睛打喷嚏会使眼球弹出这种说法不是真的。眼睑闭合是面部肌肉收缩的一种常规模式。有些人能够克服这种反射，我们中的任何一个人在打喷嚏的时候都可以试着睁着眼睛。任何情况下，喷嚏的压力都不会到达眼窝导致眼球弹出。当然，眼球在遭受创伤或疾病时，有可能与它平常的家分离。2017年，美国篮球运动员阿基·米切尔（Akil Mitchell）在一次碰撞中受伤，可以在影像中看到眼球的移位。如果你愿意，可以在网上找到这段影片。经过治疗，米切尔完全康复了。还有些人可以随意挤出部分眼球。2011年，安东尼奥·波佩耶（Antonio Popeye，可能不是他的真名*）在电视节目《英国达人秀》（*Britain's Got Talent*）中展示了这种能力。

---

* 英文中，波佩耶有"突眼球"的意思。——编注

# 看太多电视对你的眼睛有害

## Watching lots of TV is bad for your eyes

　　可能有很多原因让你阻止孩子看太多电视，但对视力的担忧不应该是其中之一。没有证据表明看电视屏幕会导致任何视力问题，这句话也同样适用电脑屏幕或手机屏幕。基本上，你所听到的几乎所有关于屏幕对眼睛造成损害的说法都是不真实或夸大的。

　　不管你是坐在屏幕的正前方还是远处，无论你选择等离子电视、液晶电视还是老式的显像管电视，都没有区别。你可以连续看几个小时，斜着看也可以。如果你愿意，甚至可以倒过来看。再多的接触也不会对你的视力造成永久的损害。

　　这并不是说长时间看电视是无害的，数小时的观看可能对其他方面造成损害。没有人能一口气看完所有的"007"系列电影然后迈着轻快的步伐离开，你可能会头痛或困倦。每天懒洋洋地躺在沙发上，你的整体健康都会受到影响。长时间坐在电视机前可能会导致用眼过度或疲劳，但随着休息，这种情况会很快消失。

　　这个说法没有特定的起源。这是父母们为了控制孩子而编造出来的常识之一。"别看电视了，孩子。它会损害你的视力。"通常的意思是指："不要再看电视了，因为我想让你出去，这样我就能看电视了。"随着时间的推移，这一观点被重复得如此频繁，以至于它成了公认的常识，尽管完全缺乏支持证据。这样的说法其实很常见。"吃完你的蔬菜——它会帮助你在黑暗中看清东西。""别吃那么多糖果，否则你的牙齿会掉下来的。""如果你不穿外衣出去，会感冒的。"类似说法在本书的其他地方还可以找

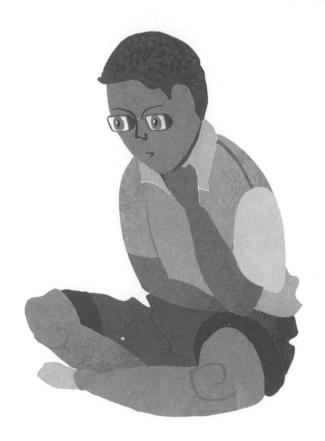

到很多。

我喜欢将它们缩写为"仿真"流言（FACTOID myths），意思是：沮丧的成年人在绝望中欺骗他们的后代（Frustrated Adults Con Their Offspring In Desperation）。"不要坐得离屏幕太近，否则会毁了你的视力"是终极"仿真"流言。

# 疫苗会导致自闭症

## Vaccines can cause autism

疫苗可能是人类历史上最重要的创新。接种疫苗挽救了无数人的生命。天花、脊髓灰质炎、破伤风和其他疾病曾在各地肆虐，导致死亡或残疾，如今再没有人死于天花，甚至没有人会感染天花病毒。多亏了有效的疫苗和世界卫生组织坚定的根除计划，你现在死于天花的概率和被恐龙杀死一样低 *。

尽管疫苗的作用已得到证实，但它一直受到指责。这并不奇怪。疫苗为免疫系统提供了一种被削弱的病毒，免疫系统将在相处中学会如何对抗真正的病毒。即使是弱化了的病菌，注射到一个健康人体内也要慎之又慎。从表面上看，这似乎不是一个好主意。此外，大多数疫苗都是给小孩子接种的。对任何一位家长来说，即使孩子忘记了，他们也不会轻易忘记给孩子接种疫苗时的经历。紧紧抱住颤抖的小婴儿，让针扎进他的一只胳膊，下次是另一只。这真的很可怕。

---

* 请参阅第138—139页。

反对疫苗接种和疫苗接种本身一样古老。早期的疫苗接种是在划伤皮肤处涂上淋巴物质，这让许多人感到不快和恐惧。还有一些人以宗教信仰、对医学的不信任，或者认为接种根本不起作用为由拒绝接种。不过，总的来说，疫苗如今已被广泛接受。在大多数情况下，足够的接种人数能够确保"群体免疫"。换句话说，一些人仍然患有这种疾病，但他们周围的人是免疫的，所以不会暴发传染。

疫苗一直受到严格审查。它们是否尽可能有效？它们可能对某些人有害吗？它们能被更好地规划，或者更惠民吗？这些问题都很好，很恰当。任何辐射范围广的公共卫生计划都应从各个可能的角度加以监测。但是，偶尔也会出现破坏公众对疫苗信心的情况。有个特别令人悲伤的例子涉及疫苗和自闭症之间的联系，至今仍然影响着我们。

1998年，一组英国科学家发表了一篇关于麻疹、流行性腮腺炎和风疹（MMR）三联疫苗的论文。他们发现，在接种过联合疫苗的人群中，肠道疾病和自闭症的发病率都高于未接种联合疫苗的人群。这项研究后来被新闻界报道，恐慌的父母开始拒绝接种疫苗。在群情激愤最严重的时候，全英符合条件的儿童中只有81%接种了联合疫苗，这使得麻疹和流行性腮腺炎的发病率增加，不少儿童因此死亡。

记者们真的应该早点儿深入挖掘。事实证明，这项基础研究存在一系列严重缺陷。这项研究规模很小，架构也很混乱——只招募了12名儿童，且没有考虑任何对照组。研究结论很单薄，不足以将麻腮风三联疫苗和自闭症联系起来。然而，一旦引发公众兴趣，媒体就会不停地抨击。没有什么比一个好的恐慌故事更能吸引报纸读者了。

最终，真相大白。交织着糟糕的科学、败坏的伦理和利益冲突的一团乱麻逐渐被厘清。研究人员在未经医院伦理委员会批准的情况下，对儿童实施了令人不快的创伤性操作。据传，数据还被修改过以支持结论。如果麻腮风三联疫苗的可信度遭到质疑，参与研究的主要科学家之一安德鲁·韦克菲尔德博士（Dr Andrew Wakefield）将获得经济上的好处。

这篇论文被撤回，并被宣布为造假。韦克菲尔德被控30多项违反职业操守的行为，并被执业医师注册名录除名，这意味着他不能再在英国行医。随后的研究，包括2014年一项涉及120万名儿童的报告，都没有发现自闭症和疫苗接种之间有任何联系。

这阵骚动虽然已经平息，但并没有消失。韦克菲尔德继续推广他的想法，尽管压倒性的科学共识与之相反。在美国，反疫苗运动受到唐纳德·特朗普的大力支持，他曾多次对这种联系表示同情。在科学界，任何事情都不可能百分之百确凿无疑。尽管如此，自闭症和麻腮风三联疫苗之间的假定联系现在已经被彻底测试了，没有发现任何风险。接种疫苗抵抗麻疹、流行性腮腺炎和风疹的好处远远超过了科学共识出错的微小可能性。

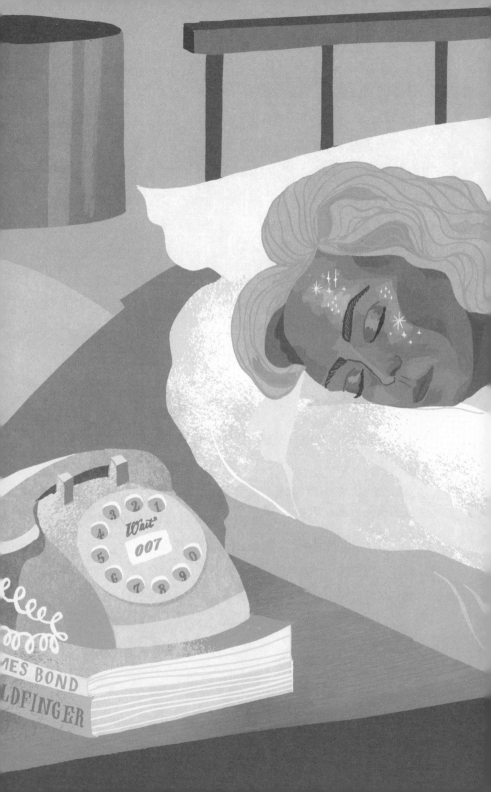

# 著名的身体

## Famous bodies

拿破仑不矮，理查三世不驼背，大卫·鲍伊的眼睛到底怎么了？

# 理查三世驼背,
# 走路还一瘸一拐

## Richard III had a disfiguring hunchback and walked with a limp

"那瓶中的蜘蛛,那阴毒的驼背蟾蜍!"

威廉·莎士比亚(William Shakespeare)并没有在《理查三世》(*Richard III*)中描绘出同名国王的美好图景。统治者被描绘成一个弯腰驼背、行动笨拙、不适合从事体力活动的人。著名的开场独白("现在我们严冬般的宿怨……")刚写了14行,国王就承认了他所谓的身体缺陷。

> 可是我呢,天生我一副畸形陋相,不适于调情弄爱,
>
> 也无从对着含情的明镜去讨取宠幸;
>
> 我比不上爱神的风采,怎能凭空在婀娜的仙姑面前昂首阔步;
>
> 我既被卸除了一切匀称的身段模样,欺人的造物者又骗去了我的仪容,
>
> 使得我残缺不全,不等我生长成形,便把我抛进这喘息

的人间……*

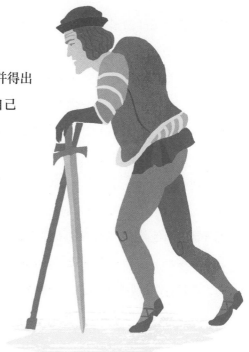

国王继续说下去，并得出
了结论：如果他不能用自己
的美貌来吸引人，那么
就只能通过残酷和诡计
来兴旺发达。理查三世
（Richard Ⅲ）是一个异
常雄辩的戏剧反派。

国王的思想可能
是扭曲的，但他的身
姿却不是，无论如何
都不会太严重。2012
年，理查三世的尸体在英格兰莱斯特
的一个停车场下面被重新发现。他的脊柱确实严重弯曲，这种
情况被称为脊柱侧弯。这条曲线可能会让理查三世比正常情况
矮几厘米，也许还会加上轻微的弓背——但肯定不会是一个十
足的驼背。他也不会一瘸一拐。这具骨架没有显示出手臂萎缩
的迹象，一些传记作家曾写到过这种痛苦。穿上剪裁考究的长
袍或精良的盔甲，理查三世可能看上去完全是个英俊的国王。

这些传记作家，包括莎士比亚，可能受到了统治王朝的影响。

---

* 《莎士比亚全集（六）》，方重译，上海人民文学出版社，1991年出版。——编注

第一个都铎王朝的国王亨利七世（Henry Ⅶ）打败了理查三世，结束了玫瑰战争。理查三世是当时的大恶人，对那些把他的生活搬上舞台的人来说，夸大他的凶残品质是很自然的。莎士比亚是在1592年左右写下《理查三世》的，比本尊离世晚了一个多世纪，活着的人不可能记得国王。他的生活、样貌和失败都已进入传闻和诬蔑的范畴。

理查三世似乎遭遇了一个残酷的结局，尽管这与一个身体瘦弱的人并不相称。根据当时的记载，加上从他的骨骼中得到的证据，都表明他死于一场混战：他的头骨上有11处生前造成的伤口痕迹。理查三世绝不是一个跛脚的驼背，也不是为嬉耍玩乐而生的，他是英国最后一位在战斗中死去的国王。

# 安妮·博林有 11 根手指

## Anne Boleyn had 11 fingers

亨利八世（Henry Ⅷ）的六个不幸妻子过着动荡不安的生活，但没有一个像安妮·博林（Anne Boleyn）那样倒霉。国王废除第一任妻子与安妮结婚，此举激怒了天主教会，并在他的王国引发了长达几个世纪的宗教问题。仅仅三年后，亨利就把安妮的头斩掉了。被斩下来的头颅应该是安妮最明显的身体缺陷，但那些凝视着她棺材的人可能也注意到了另一个。据说王后右手上有第六根手指。这个畸形使亨利八世的宗教改革*更加富有吸引力。

大约每1000个婴儿中就有一个长有额外的脚趾或手指——这一比例因种族而异。根据我们已知的情况，大多数有多指畸形的人只有一两根异常的指（趾）。2010年出生于印度的阿克沙特·萨克塞纳（Akshat Saxena）保持着这方面的世界纪录。萨克塞纳的两只手各有7根手指，每只脚有10根脚趾。多余的那些手指脚趾后来被切除了。

---

\* 亨利八世与第一任妻子的离婚案是宗教改革的导火索。——编注

相比之下，安妮·博林只多了一根手指。她到底有没有呢？没有肖像展示这一点，也没有她那个时代的任何记述提到这一点。这种畸形第一次被提到是在1586年，也就是安妮死后的半个世纪。据尼古拉斯·桑德斯（Nicholas Sanders）说："据传她的上唇下有一颗凸出的牙齿，右手有六根手指。"桑德斯不仅在安妮死亡很久之后才转述了传闻（"据传"），而且作为一名受亨

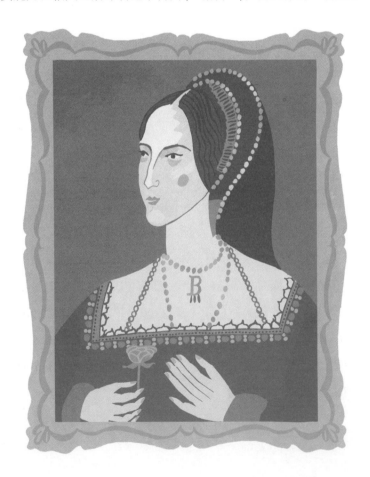

利婚姻影响被迫流亡海外的天主教神父，他也有把斧子想对准安妮*。他有失公允的文字影响了其他人，辅助创造了11指王后的流言。

安妮的骸骨已经被检查过了。1876年，位于伦敦塔内的锁链中的圣彼得皇家礼拜堂（St Peter ad Vincula）的地板做了维修。安妮的骨骼是杂乱的，仿佛先前被打扰过，但是没有发现多余的指骨。

---

* 双关语，为了强调对安妮的另一个误解。她不是被斧头砍死的，而是剑。

# 拿破仑很矮

## Napoleon was very short

　　身材矮小、脾气暴躁的人可能被称作有"拿破仑情结"。这个词有点儿得罪人。它暗示着这个人觉得有必要挑起争端来弥补自己平庸的体格。这样说多少对历史有点儿无知，因为拿破仑（Napoleon）并不像人们普遍认为的那么矮。拿破仑去世时，他的身高约1.7米。在今天，这标志着他比大多数法国人矮，但也并没有矮多少。在19世纪早期，这样的身高略高于平均水平，因此拿破仑并不矮。

　　发育不良皇帝的谣言有几个可能的来源。在战场上，当他被他的皇帝卫队——通常是最高大、最强壮的士兵——包围时，他可能看起来很矮小。在他职业生涯的早期，他获得了小下士（le petit caporal）的昵称，这是一个表达喜爱之情的词，而不是对他身高的评论。另一个原因可能是法国的长度单位与英国的不一样。拿破仑身高在英国被记录为5英尺6英寸，相当于5法尺2法寸*。

---

\* 约1.69米。——编注

而后者被用于他的尸检报告。

最后一个原因——也许是最重要但往往被忽视的原因——是拿破仑战争期间英国政治漫画的兴起。皇帝被无情地讽刺，并经常画得比他的克星威灵顿公爵（Duke of Wellington）矮小。这样的漫画巩固了拿破仑的渺小形象，至少在他的敌人中是这样。参观威灵顿公爵在伦敦的故居阿普斯利宅邸（Apsley House）会发现那里讽刺地逆转了身高：宅邸中屹立着一座裸体的拿破仑雕像，高3.45米。这是对"小下士"的终极否定。

像许多风云人物一样，拿破仑的死也引来了传言和阴谋。他的官方死因是胃癌，但很快就有传言说皇帝是中毒身亡。这并不牵强，如果有机会，一半的欧洲人可能都想成为下毒之人。死前几周，拿破仑就预感到自己的死亡，他在遗嘱中写道："我会过早死去，是被英国寡头政治集团及其刺客谋杀的。"最主流的说法是致命剂量的砷。1840年，当拿破仑的尸体被挖掘出来重新埋葬在巴黎时，人们发现他的尸体保存得很好，这与砷中毒的迹象是一致的。这种元素对大多数细菌和人类都是致命的，于是可以在死后维持身体组织的原状。至今仍被普遍相信的一种后期说法认为砷来自他的墙纸。拿破仑并没有死于谋杀，而是室内装饰。这个说法现在已经被揭穿了，对拿破仑头发样本的现代分析表明，没有砷中毒的证据*。

在我们讨论那个时代的时候，不妨看看皇帝的另一位死

---

\* 　参见 J.T. Hindmarsh and J. Savory, 2008, doi:10.1373/clinchem.2008.117358。

敌——英国海军上将纳尔逊勋爵（Lord Nelson）。纳尔逊比那个时代的大多数军事英雄更长久地停留在公众的想象中，部分原因是他在特拉法尔加战役中的英勇牺牲。伦敦特拉法尔加广场（Trafalgar Square）上以他的名字命名的巨大纪念柱也使他难以被忘记。不过，纳尔逊的常见形象也有点儿被扭曲，他经常被画成戴着眼罩的样子。其实并没有这个必要，他失明的右眼并没有失踪，甚至没有毁容。当时的记录显示，任何人看到这位海军上将都会发现很难判断其哪只眼睛是瞎的。这个眼罩是肖像画家在他死后很久发明的，用来显示他战胜了逆境，电影和电视剧本强化了这一形象。你不会在他生前的任何一幅肖像或半身画上发现如此怪异的装饰——特拉法尔加广场上的雕像也是如此。

哦，如果你想知道的话——这位海战勇士只有1.63米，比拿破仑略矮。

# 雅娜·卡尔曼特无疑是
# 有史以来最长寿的人

## Jeanne Calment was undisputedly the oldest person who ever lived

雅娜·路易丝·卡尔曼特（Jeanne Louise Calment）是唯一一位活到第13个10年的人。她出生于1875年，死于1997年，享年122岁零164天。她还记得十几岁时见过文森特·梵高（Vincent van Gogh），目睹埃菲尔铁塔的轮廓出现在巴黎的上空。值得注意的是，她一直独居到110岁，抽了95年烟，到117岁时才戒烟。她去世时，被吉尼斯世界纪录认定为世界上最长寿的人。

卡尔曼特的寿命令人难以置信，但今天也可能有人活得更久。这位超级百岁老人很幸运，出生在一个有可靠记录的时间和地点。她的年龄可以从官方出生证明上核实，所以她有资格被记录在案。纵观历史，世界上还有许多人可能活得更久，但却无法证明这一点。

当然，《旧约》（The Old Testament）中充满了年老的族长。亚当和挪亚（Noah）活过了900岁生日，而老生常谈的长寿者玛土撒拉（Methuselah）据说活到了969岁。其他宗教信仰和传统文化传说中也有类似的超级百岁老人。

与神话相对，在历史上也很容易找到声称高寿的人。17世纪的英国长寿老人尤其多。其中最有名的是托马斯·帕尔（Thomas Parr），又名老帕尔，他于1635年去世，据传享年152岁（一些资料显示为169岁）。人们很重视这个长寿老人的案例，以至于鲁本斯（Rubens）和凡·戴克（van Dyke）这样的人都曾为帕尔作画。他最终被安葬在威斯敏斯特大教堂，只有最杰出的人才能享有这一殊荣。其他著名的老寿星包括约克郡人亨利·詹金斯（Henry Jenkins），他于1670年去世，宣称活到169岁；切斯滕·马钱特（Chesten Marchant），康沃尔郡的一名妇女，1676年去世，享年164岁。我们必须对这些人以及其他竞争者持保留态度。在没有官方记录的情况下，一个人可能声称自己是300岁，但没有人能证明他是300岁。也就是说，这些人中的任何一个都可能真的到了足以打破卡尔曼特女士纪录的年龄。不过我们永远不会知道了。

即使在今天，仍然有一些人在觊觎这个干瘪的宝座。尼泊尔男子比尔·纳拉扬·乔杜里（Bir Narayan Chaudhary）据说在1998年去世时是141岁。据称，南非的莫洛科·特莫（Moloko Temo）在2009年去世前已经134岁了。最近，印度尼西亚的姆巴·戈吞（Mbah Gotho）在2017年离开时自述已经活了146年。这种极端长寿的可能性不大，但也不能排除。很有可能某个人在某地生活得比122岁的卡尔曼特女士更长，但缺少出生记录来证明这一点。

撰写本文时，世界上活着的最长寿的人是日本的田岛锅（Nabi

Tajima），有117岁*。她出生于1900年8月4日，这意味着她是19世纪最后一位在世的人（严格来说，新世纪始于"01"而不是"00"）。还有一项与长寿相关的成就是美国第10任总统约翰·泰勒（John Tyler）的两个孙辈仍然健在（再强调一次，在撰写本文时）。这听起来真是令人印象深刻，我们来看看日期。泰勒出生于1790年，1841—1845年任美国总统。他有15个孩子，60多岁时还有孩子出生。他的一个孩子继承了这一传统，在75岁时当了父亲。两个还健在的孙子莱昂·加德纳·泰勒（Lyon Gardiner Tyler）和哈里森·拉芬·泰勒（Harrison Ruffin Tyler）分别出生于1924年和1928年。他们可以炫耀有一个出生在乔治·华盛顿（George Washington）任总统期间的著名祖父。

---

* 2018年4月21日，田岛锅去世，享寿117岁260天。——编注

# 金色的邦女郎向我们展示了
# 颜料是如何导致窒息的

## The golden Bond girl shows
## how paint can asphyxiate

"她死于皮肤窒息，"詹姆斯·邦德（James Bond）说，"我们都知道这种事常发生在歌舞演员身上。只要你在脊柱底部留下一小块裸露的皮肤，让皮肤呼吸就可以了。"

我们用一个虚构的身体来圆满结束这一单元，这也是电影史上令人难忘的死亡之一。在"007"系列电影的第三部《007之金手指》（Goldfinger，1964年）中，金手指这个徒有虚名的反派角色被他的秘书吉尔·马斯特森（Jill Masterson）[雪莉·伊顿（Shirley Eaton）饰]背叛了，于是他以华丽的风格复仇：在这个背叛的雇员身上涂满了金漆，直到她窒息而死。找到尸体后，邦德[肖恩·康纳利（Sean Connery）*饰]发现这阻止了皮肤呼吸，从而导致了快速死亡。

每个人都知道我们通过肺部获得氧气。皮肤是一个大面积暴

---

* 鲜为人知的身体怪现象——肖恩·康纳利在他所有的"007"电影中都戴着假发，以掩盖他日渐后退的发际线。

露在空气中的器官，它也能吸收氧气吗？它可以"呼吸"吗？

探索频道的《流言终结者》（*Mythbusters*）栏目曾两次尝试重现《007之金手指》中的场景。主持人被涂上厚厚的金色油漆，并与监测器相连。其中一名主持人的血压和体温发生了变化，但在后续的节目中没有任何变化。他们的尊严可能受到了打击，但两位主持人都没有生命危险，涂满金色油漆会造成死亡被打上了流言的烙印。

它确实是流言。像这样涂满油漆，没有人会窒息。如果你仔细想想，这是显而易见的。否则戴水肺的潜水员——包括邦德指挥官本人——该如何生存？潜水员的皮肤与氧气隔绝，靠面罩上很快会耗尽的少量氧气生存，但他们并没有受到任何不良影响。

如果你全身都涂上油漆，可能会遇到其他问题。流汗是一个挑战，你可能会过热；或者可能会因为油漆中的铅或其他杂质而出现一些症状。如果要涂满真正的液态黄金，你会被烧成脆薯片——这种金属的熔点是1064℃，但不会窒息。

皮肤能够呼吸的观点至少可以追溯到19世纪中叶，在《007之金手指》时代，它仍然是科学界普遍接受的观点。事实上，拍摄过程中医护人员就在现场，伊顿并没有完全被油漆覆盖，但没有人愿意冒任何风险。"她是在拍摄期间去世的"也只是一个愚蠢谣传，她没有受到任何不良影响。只要看看她在影视网站IMDb上的作品年表，就很容易识破。

医学已经表明，我们需要的所有氧气都是通过肺部吸入的*。皮肤的外层可以吸收空气中的氧气，但它对我们健康的贡献是可以忽略不计的。所以你想什么时候给自己镀金就可以什么时候镀金。

"007"系列小说的作者伊恩·弗莱明（Ian Fleming）似乎一直痴迷于身体古怪的人。诺博士（Dr No）有假手，宿敌厄恩斯特·斯塔夫罗·布洛菲尔德（Ernst Stavro Blofeld）右眼上下都有一道很深的伤疤，而埃米利奥·拉尔戈（Emilio Largo）则戴上了邪恶的眼罩。你可能还记得《007之金枪人》（*The Man with the Golden Gun*）里那个叫弗朗西斯科·斯卡拉曼加（Francisco Scaramanga）[克里斯托弗·李（Christopher Lee）饰]的奇特案例。

---

* 有一个例外。眼睛的角膜必须是透明的才能让光线进入，它必然缺少血管，因此不能以常规的方式为其供氧。角膜通过吸收溶解在水（眼泪）中的氧气或直接从大气中吸收氧气来解决这个问题。

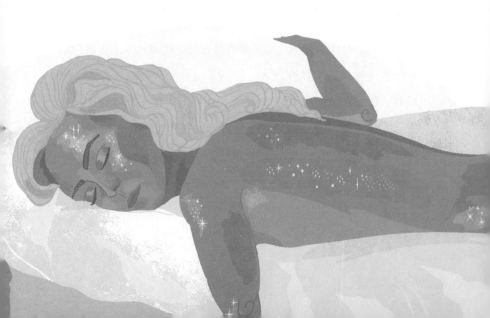

斯卡拉曼加的特殊之处在于，除了对可笑的武器情有独钟，他还有第三个乳头。这种情况在医学上是存在的。演员马克·沃尔伯格（Mark Wahlberg）可能是最有名的长着第三个乳头的人。这是一种返祖现象：是对远祖物种会产下多个小仔，需要多个哺乳乳头以供选择的映现。奇怪的是，斯卡拉曼加的第三个乳头高挂在他的胸膛上，这个位置可与哺乳无关。

邦德身体的最后一个谣传来自小说和电影《007之雷霆谷》（*You Only Live Twice*）。其中，邦德被告知相扑选手在战斗中能够通过收缩睾丸来保护自己。这个故事可以一言以蔽之：胡说八道。

# 还有几个古怪的家伙……

## And a few more odd bods…

大卫·鲍伊（David Bowie）没有不同颜色的眼睛。他左眼瞳孔放大是永久性的——换句话说，它比右眼的瞳孔大得多。这种不相匹配使左眼看起来更暗，当光线从眼睛后部反射时，这也更容易产生红眼效应。这两种情况合在一起，让人错以为这两只眼睛有不同颜色的虹膜，但实际上都是蓝色的。真正拥有不同颜色眼睛的名人——或者至少有一部分不同——有简·西摩（Jane Seymour）和"超人"的扮演者亨利·卡维尔（Henry Cavill）。

华特·迪士尼（Walt Disney）并没有在死后将他的头部冷冻。这位漫画家于1966年12月15日被火化。据信，迪士尼曾对低温学表示过兴趣，但这一过程从未影响过他最后的遗愿。这个传闻大约在他去世10年后才出现，并且从未间断。具有讽刺意味的是，有史以来票房最高的动画电影正是迪士尼旗下的《冰雪奇缘》（Frozen）*。

---

\* 此处指写作本书时的全球票房。——编注

阿道夫·希特勒（Adolf Hitler）可能有两个睾丸，也可能没有两个。一首"二战"时期的英国宣传歌曲以经典不朽的歌词开头："希特勒只有一个蛋，另一个在阿尔伯特音乐厅。"第二句不是真的（我已经打听过了），但是那句"缺失的睾丸"则令人将信将疑。竞争对手认为希特勒在索姆河战役中失去了一个睾丸，或者他患有隐睾症，只有一个睾丸在阴囊里。据说，医疗档案能够帮助判断各种主张，但是从未有人扫描并发布过任何可供查阅的文件。我们大概可以排除这首歌中的解释，歌词中写道："他的母亲在他小的时候把它剪掉了。"

　　埃尔维斯·普雷斯利（Elvis Presley），也就是猫王，是金发碧眼。猫王的标志性黑发是用染发剂染的。从他年轻时的照片中可以看出，他的自然发色是沙褐色。埃尔维斯十几岁时就开

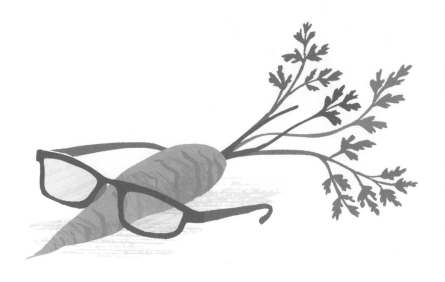

始染发，他发现黑色的头发很适合他（当时）前卫的形象。

**乔治·华盛顿**没有木牙。这位美国第一任总统和他那个时代的许多人一样有蛀牙，需要经常戴假牙。这些假牙是由各种各样的材料制成的，包括黄金、象牙、黄铜、其他人的牙齿和（有生命危险的）铅。没发现有木制的假牙。目前还不清楚这个传言的来源。有一种说法是，他的象牙假牙被葡萄酒染色得太厉害，看起来就像是木头一样。

**梅尔·布兰科（Mel Blanc）**对胡萝卜并不过敏。如果兔八哥（Bugs Bunny）背后的声音不能吃他给配音的角色最爱的零食，那就太讽刺了。这个谣言之所以流传开来，是因为布兰科在录音过程中经常把蔬菜吐出来。在给兔子配咬碎胡萝卜的声音时，他不可能吃掉所有的胡萝卜，所以只好用痰盂。

# 其他谬见、误解和用词不当

## Other myths，misconceptions and misnomers

替代医学：替代医学就是指"没有药物"。药物是具有治愈、减轻或预防疾病能力的东西。如果这种干涉可以被证明能做到上述其一，那就可以称作药物；如果它不能，那么它就不是一种药物。只有是或不是，没有第三种选择。合成物的功效各不相同，但如果它们没有任何效果，它们就不是药物。通常被称为"替代医学"的项目，如顺势疗法，在严格的科学测试中除了安慰剂效应，没有显示出任何显著效果。

"啊啾"：在英语国家，通常人类打喷嚏的拟声写法是："啊啾！"对我们许多人来说，这是打喷嚏声音的直接反映，但它并不是通用的。"啊"的声音在开始是不可避免的，因为我们预感到要打喷嚏的时候会深吸一口气，不过，"啾"与文化有关。法国人通常发出"啊舒"声，而日本人则是"啊卡秋"。当还是小孩子的时候，我们会从周围的人那里听到文化上被认可的打喷嚏声。婴儿和失聪的人打喷嚏的时候常常较少发出声音，只是无声地排出空气。

**勃起的阴茎**：人类的阴茎在兴奋的时候是硬的。严格来说，它的坚挺是通过流体压力实现的，即这个部位勃起是因为充满了血液，而不是有骨头在里面。从未兴奋时的拨弄中能够明显感觉到这一点。人类柔软灵活的阴茎是不同寻常的。

许多其他哺乳动物，包括灵长类动物，都享有阴茎骨的额外支撑。黑猩猩有，蝙蝠有，灰熊、海豹和猫都有。海象的最大，一种已灭绝海象种群的阴茎骨标本长达1.4米，比人体中最长的骨骼都长三倍。人类阴茎勃起时却不含骨骼，但也没有人会称它为静水骨骼（hydrostat）。

**水痘**：一种病毒性疾病，伴有恶心的全身皮疹。与牛痘不同的是，牛痘确实会感染奶牛，而水痘（chickenpox）与家禽没有已知的联系\*。关于这个名字的来源有几种说法。可能性最大的一种说法是，这是一种相对温和的痘，而鸡被视为低等动物。还有说法认为是常见于儿童的疾病儿童痘（child's pox）的变体。可能性不大的一种解释是，它的结痂与鹰嘴豆（chickpeas）相似。它甚至可能来自一种叫作"chickeen"的印度硬币，这种

---

\* 英文中，水痘一词里的chicken有鸡的意思。——译注

硬币的低面额象征着低赌注的赌博，因此，可能也象征着疾病。

消化饼干：作为英国茶歇的主要食物，消化饼干对消化没有任何帮助。尽管如此，这种棕色零食还是在19世纪被开发出来并用于治疗胃痛。消化饼干中含有大量的泡打粉，可以作为一种抗酸剂缓解胃灼热的症状（见下文）。遗憾的是，这种化学物质在烘烤过程中发生了变化，制作完成的饼干没有任何有益的效果。不过，它们很适合泡在茶里吃。

双关节：你能向后弯曲手指，或用肘部碰触下巴吗？那些能完成此类壮举的人通常被描述为有双关节，好像他们在某个地方有一个额外的铰链。当然，这样说并不恰当。那些有"双关节"的人和我们一样，只有一个关节，但可能有特别柔韧的结缔组织，或者末端形状异常的骨头。"双关节"能带来一些有趣的派对把戏，但这并不是一定要练成的技能。

干得像骨头（dry as a bone）*：西部电影中沙漠里露出的骷髅可能是形容干燥的好比喻，但你身体里的骨头却相当潮湿。活的人体骨骼中含有20%～50%的水分（取决于你如何测量）。它们还含有血管（充满非常湿润的血液）和骨髓（柔软的海绵状，同样相当湿润）。

舔手肘：一个虚假传闻说，人不可能舔到自己的手肘，80%被告知这事的人会立即尝试。我知道我刚刚做到了。尽管大多数人都没有这个本事，但网上有大量视频和照片证明，这并非普遍

---

* 英文短语原意为"十分干燥"，此处根据上下文保留直译译法。——编注

存在的障碍。

麻筋儿（funny bone）：当我们撞到肘部时，那种奇怪的感觉不是由好笑骨或其他什么骨头*引起的，而是由神经引起的。确切地说，它是尺神经，靠近肘部表面，并一直延伸到无名指和小手指。对神经的猛击会令其压到肱骨（humerus bone）——喜欢说双关语的人应该会立刻反应过来**，这确实是一个有趣的名字。

胃灼热：上腹部这种不舒服的感觉是由胃酸从胃侵入食道引起的。它与心脏毫无关系，也不会引起灼伤——尽管靠近心脏部分的胸部会感觉到疼痛。这些症状确实与心脏病引起的胸痛相似，因为食道和心脏由相似的神经相连。

垃圾DNA：基因——编码蛋白质的"有用"DNA片段——只占基因组的3%。剩下的97%通常被描述为"垃圾DNA"，意味着它们没有用途。我一直不确定是否有科学家相信这一点，至少多余的DNA肯定在折叠和包裹基因形成有利的结构方面发挥了作用。目前可以明确的是，所谓的垃圾DNA的作用不止这么点儿。例如，某些部分充当基因表达的开关——通过复杂而美妙的操作，一个基因指令被解读，并被用作制造蛋白质的配方。毫无疑问，随着时间的推移，其他的职能也会被及时发现。"垃圾DNA"曾经是一个主流的科学术语，现在很少被科学家使用，

---

* 英文中，麻筋儿直译为"好笑骨"。——编注

** 英文中，肱骨谐音"幽默的骨头"（humorous bone）。——编注

但仍然出现在一些通俗的讨论中。

扳指关节：人们常说，扳指关节会导致关节炎。这有一定的道理，如果你总是习惯性地给关节施加压力，很可能会造成一些伤害。事实上，这个假设已经被科学地研究过了\*。研究人员发现，一辈子都有扳指关节习惯与更高的关节炎发病率之间没有联系。但研究对象中只有28名来自同一种族，很难以此定论，但也再没有其他证据表明这种恼人的习惯与关节炎有关。

疟疾：这种令人不快的传染病一直困扰着我们人类，但直到19世纪才在现代英语中被命名为疟疾。长久以来，人们一直认为它是由携带疾病的雾气——瘴气引起的。事实上，疟疾的现代名称来自中世纪意大利短语"糟糕的空气"（mala aria）。人们在20世纪初才发现这种疾病是由蚊子传播的疟原虫引起的，而不是由栖息地附近沼泽的刺鼻气味导致的。

精神分裂症：和许多精神障碍一样，精神分裂症可以包含一系列不同的症状和行为。患者可能会表现出反社会行为、幻听，或幻想与现实不分，等等。这个词经常被错误地用来形容像"化身博士"（Dr Jekyll and Mr Hyde）这样的"分裂人格"。这种情况被称为分离性身份识别障碍（dissociative identity disorder，DID）。那些患有DID的人确实在两种及以上截然不同的人格之间游走，他们对另一个或多个自我的记忆往往很少。精神分裂症

---

\* 参见R.L. Swezey, S.E. Swezey, 1975, Western Journal of Medicine, 122(5):377-9, no doi。

患者患有DID并非不可能，但这种情况并不常见，而且这也不是精神分裂症的关键特征。

**夏特纳的巴松管：**英国讽刺秀《火眼金睛》（*Brass Eye*，1997年）以揭露当权者的无知而闻名。在一期节目中，一系列名人被愚弄得公开反对"蛋糕"——节目制作者发明的一种药物。据称，"蛋糕"明显影响了脑部一个叫作"夏特纳的巴松管"的区域，这个区域负责感知时间。一位名叫伯纳德·曼宁（Bernard Manning）的粗俗喜剧演员甚至误以为一个女孩在服药后"把自己的骨盆吐了出来"。这个诡计执行得非常好，以至于一位议会议员在下议院提交了这个议题。不用说，大脑中没有哪个部位叫作"夏特纳的巴松管"。这个名字听起来既可笑又可信。毕竟，人体包含了很多难以置信的结构，比如黑塞尔巴赫三角、高尔基体、道格拉斯陷凹、路施卡氏隐窝、亨耳氏套，还有——我最喜欢的——希斯氏束*。

**迹象和症状：**这听起来像是无谓的重复，但这两个术语有不同的含义。症状是主观的，而迹象是客观的。这是什么意思呢？如果你觉得有点儿头晕，那么你的症状就是恶心。它是只有你自

---

\* 英文直译为"他的一大捆钞票"。——译注

己知道的东西，别人是察觉不到的。如果你在别人的鞋子上吐得到处都是，那么你已经提供了客观的证据表明你生病了。呕吐不是症状，而是一种迹象。出于这个原因，医生在治疗婴儿时通常不会提及症状。婴儿本身可能会感到有症状，但无法说明，因此只有迹象（可测量的客观标准，如温度）可用于诊断。

**椎间盘滑出**：24块椎骨通过名为椎间盘的减震器彼此分离。与蜜橘类似，椎间盘由柔软的内芯和周围包裹着的纤维层组成。有时，纤维层撕裂会使得内部较软的物质溢出。这病非常折磨人。这种情况在英文中通常被称为椎间盘滑出（slipped disc），但这个术语具有误导性。椎间盘紧紧地附着在椎骨上，不能以任何方式滑动。这种疾病的医学术语是椎间盘突出。

**试管婴儿**：路易丝·布朗（Louise Brown）是第一个通过体外受精被孕育的人。现在体外受精已经成为常用方法，在这个过程中，卵子和精子都会先被带到体外，然后以受精卵形式被植入子宫。以这种方式出生的孩子曾很快就被冠以"试管婴儿"的绰号，但这个术语是错误的。受精过程通常发生在有盖培养皿中，而不是试管里。体外这个术语在生物学和医学中很常见，在拉丁语中有"在玻璃中"的意思，暗指在"管"或"碟"里。但这个词更广泛地被用于描述任何发生在体外的生物过程，这与在体内发生的过程截然不同。

**维生素D**：严格来说，维生素是一系列保持身体健康所必需的有机化合物，绝大多数不能在体内合成，必须通过饮食来获得，维生素D在这方面是个特例。只要身体接触得到充足的阳光，它就很容易在体内生成。肤色较深的人更容易缺乏维生素D。部分阳光被黑色素阻挡，从而减少了维生素D的产生。不过，大多数人能从鸡蛋、蘑菇和鱼这样的食物中获得足够的维生素D。

# 让我们再来一拨儿虚构事实

## Let's make up a new wave of false facts

在揭穿了那么多关于人体的谬见之后，我们需要一些替代品让这个世界重新焕发生机。让我们试试这些。

眼球的后部和眼球的前部看起来很像。那里有褪了色的虹膜和瞳孔。这是数百万年前的遗存，当时的一个祖先种群拥有这种能力：在他的眼球受到损伤后，他可以将眼睛旋转180度，以眼球的后部来看世界。

塞缪尔·莫尔斯（Samuel Morse）在仔细考量自己的手臂之后，发明了以自己名字命名的电码。他专门设计了"SOS"代码，以匹配他手腕上的一系列弹片疤痕和斑点。

每个人都听说过向肉里生长的脚指甲，但也可能（虽然很少）有向牙龈里生长的牙齿。在一个极端的例子中，一个得克萨斯人的上门牙走错了路，以至于从他的鼻孔里都能看到这颗牙齿。

人类的下巴曾经伸出了几厘米。在许多埃及石棺上都能看到这种尖尖的突出物，并通过女巫和小精灵的民间记忆流传至今。后来，这些骨头演化成了方形的下巴。

姜黄色头发的人更可能接二连三地打喷嚏，没人知道为什么。

比利小子（Billy the Kid）*之所以叫这个名字，是因为他有一对像小山羊一样的小角。这也是他总是戴帽子的原因。

如果把你所有的骨头首尾相连，它们会垒到埃菲尔铁塔那么高。

有种罕见的情况被称为"鸮形颈"，上部脊椎骨融合在一起，有效地与颅骨形成了一个球窝关节。患者能够像猫头鹰一样360度旋转头部。

在"X战警"（X-Men）系列电影和漫画中，金刚狼（Wolverine）这个有着金属爪子的角色是部分基于医学现实的。有一种罕见的疾病叫铁指炎，这种病会导致铁元素在指甲中积累。在极端的情况下，铁可以与碳钙沉积物结合，形成钢铁般的爪子。

记录在案的最长的绦虫体长超过400米。它的体重比移除它的病人还重。确切来讲，这应该是一个人寄生在蠕虫宿主上的例子。

3%的人耳朵里有嗅球。最可靠的判断方法是，你在泳池游泳时能"闻到"氯的味道——即使这时你并不能用鼻子闻。

众所周知，人类和黑猩猩等类人猿有很多共同的基因。然而，我们所谓的"垃圾DNA"其实与松鼠的垃圾DNA更接近。科学家们尚不知晓原因。

---

* 英文中，比利有"公山羊"的意思。——译注

# 译名对照表

## Translation table

**0**

《007之金枪人》*The Man with the Golden Gun*

《007之金手指》*Goldfinger* (1964)

《007之雷霆谷》*You Only Live Twice*

**A**

癌症 cancer

安慰剂效应 placebo effect

**B**

扳指关节 knuckle cracking

邦女郎 Bond girls

鲍林，莱纳斯 Pauling, Linus

鲍伊，大卫 Bowie, David

本体感觉 proprioception

比利小子 Billy the Kid

避孕 contraception

《编玫瑰花环》*Ring-a-ring o' roses*

表观遗传学 epigenetics

冰浴 ice baths

饼干 biscuits

病毒 viruses

伯克，威廉 Burke, William

博林，安妮 Boleyn, Anne

布兰科，梅尔 Blanc, Mel

布朗，路易丝 Brown, Louise

**C**

肠道 intestines

肠道气体 gas, intestinal

肠漏综合征 leaky gut syndrome

长寿 longevity

肠系膜 mesentery

超级食物 superfoods

超级味觉者 supertasters

橙汁 orange juice

抽筋 cramps

除颤器 defibrillators

触觉 touch, sense of

触摸疗法 therapeutic touch

床 beds

创造力 creativity

磁疗 magnetic therapy

弗莱明，伊恩 Fleming, Ian

## D

达尔文，查尔斯 Darwin, Charles

打喷嚏 sneezing

大脑 brain

灯芯效应 wick effect

低过敏性产品 hypoallergenic products

低温学 cryogenics

狄更斯，查尔斯 Dickens, Charles

第二次世界大战 World War II

癫痫手术 seizures, surgery for

电解质 electrolytes

电疗 electrotherapy

动脉 arteries

读心术 mind-reading

肚脐 belly buttons / navels

多动症 hyperactivity

多指畸形 polydactyly

## E

噩梦 nightmares

耳朵 ears

耳烛疗法 ear candling

## F

反射疗法 reflexology

仿真流言 FACTOID myths

放屁 farting

肺 lungs

分离性身份识别障碍 dissociative identity disorder (DID)

蜂蜜 honey

## G

钙 calcium

肝 liver

感觉 senses, number of

感冒 colds

睾丸 testicles

睾酮 testosterone

戈德契，本 Goldacre, Ben

古生菌 archaea

股癣 jock itch

骨骼 bones

骨架 skeleton

刮毛 shaving

关节炎 arthritis

国王的触摸 King's touch

## H

喝水 water drinking

黑死病 black death

厚味 kokumi

呼吸 breathing

胡萝卜 carrots

华莱士，阿尔弗雷德·拉塞尔 Wallace, Alfred Russel

华盛顿，乔治 Washington, George

迪士尼，华特 Disney, Walt

怀孕 pregnancy

《荒凉山庄》 Bleak House

灰尘 dust

《火眼金睛》 Brass Eye

火葬场 crematoriums

J

肌肉 muscle

基因表达 gene expression

基因工程 genetic engineering

疾病 illness

脊髓灰质炎 polio

脊柱侧弯 scoliosis

脊椎 spine

脊椎按摩疗法 chiropractic

技术 technology

寄生虫 parasites

甲烷 methane

钾 potassium

胶质细胞 glial cells

角蛋白 keratin

脚码 feet, size

脚气 athlete's foot

金 gold

金刚狼 Wolverine

经皮神经电刺激 transcutaneous electrical nerve stimulation (TENS)

精神分裂症 schizophrenia

精子 sperm

静脉 veins

酒精 alcohol

K

卡尔曼特，雅娜·路易丝 Calment, Jeanne Louise

卡维尔，亨利 Cavill, Henry

康纳利，肖恩 Connery, Sean

考夫曼，安迪 Kaufman, Andy

克兰费尔特综合征 Klinefelter syndrome

克林顿，比尔 Clinton, Bill

口香糖 bubble gum

L

阑尾 appendix

肋骨 ribs

离子 ions

理查三世 Richard III

理查兹，基思 Richards, Keith

镰刀型细胞血液病 sickle-cell blood disorder

淋巴结核病 scrofula

淋雨感冒 rain and catching cold

灵力 psychic powers

流鼻血 nosebleeds

流感 flu

卵子 egg (human)

罗莎，埃米莉 Rosa, Emily

M

麻腮风三联疫苗 MMR vaccine

麻醉药 anaesthetics

马桶座 toilet seats

螨虫 mites

美国总统 US presidents

镁 magnesium

梦游 sleepwalking

免疫系统 immune system

面部识别 face recognition

莫尔斯电码 Morse code

N

拿破仑 Napoleon

纳尔逊勋爵 Nelson, Lord

钠 sodium

奶酪 cheese

内脏反位 situs inversus

年龄 age

尿 urine

尿布疹 nappy rash

牛奶 milk

农药 pesticides

农业发展 farming development

疟疾 malaria

**P**

胚胎 embryos

烹饪 cooking

皮肤 skin

皮癣 ringworm

脾 spleen

偏头痛 migraine

贫困 poverty

平衡 balance

屏幕使用时间 screen time

葡萄糖饮料 glucose drinks

普雷斯利，埃尔维斯 Presley, Elvis

**Q**

脐带 umbilical cord

气 qi

器官 organs

墙纸 wallpaper

芹菜 celery

群体免疫 herd immunity

群体情绪感应技术 emotions, group sensing
　　technology

**R**

染色体 chromosomes

蠕虫 helminths/worms

蠕形螨 demodex

乳糖不耐受 lactose intolerance

乳头 nipples

软饮料 soft drinks

润肤霜 moisturizers

**S**

撒切尔，玛格丽特 Thatcher, Margaret

赛博格 cyborgs

色觉 colour perception

莎士比亚，威廉 Shakespeare, William

膳食脂肪 fats, dietary

烧心（胃灼热）heartburn

舌头 tongue

身高 height

砷 arsenic

神经语言程序学 neuro-linguistic programm-
　　ing (NLP)

神经元 neurons

神秘主义者 mystics

肾 kidneys

生物节律 biorhythms

生殖器官 reproductive organs

《圣诞颂歌》A Christmas Carol

尸体 corpses

尸体僵直 rigor mortis

虱子 lice

食道 oesophagus

食物谎言 food myths

182

試管婴儿 test-tube babies

视力 sight

手 hands

手臂强度 arms, strength of

手术 surgery

手淫 masturbation

手指 fingers

受精 fertilization

书皮 book leather

双胞胎 twins

双关节 double jointed

水痘 chickenpox

睡眠总量 sleep, amount required

顺势疗法 homeopathy

说话能力 speech

思考帽 thinking cap

死亡 death

**T**

胎儿发育 fetal development

胎儿发育激素 hormones, fetal development

唐氏综合征 Down syndrome

糖 sugar

绦虫 tapeworms

特拉法尔加战役 Trafalgar, Battle of

特朗普，唐纳德 Trump, Donald

特纳综合征 Turner syndrome

体内平衡 homeostasis

体外受精 IVF

替代医学 alternative medicine

天花 smallpox

舔手肘 elbows, licking

铁 iron

童年时期 childhood, length of

头部热量损失 heads, heat loss

头发 hair

头皮屑 dandruff

秃头 baldness

吞火表演 fire eating

脱毛 waxing hair

脱水 dehydration

脱氧核糖核酸 DNA

**W**

威灵顿公爵 Wellington, Duke of

微嵌合 microchimerism

微生物组 microbiome

微笑 smiling

韦克菲尔德，安德鲁 Wakefield, Andrew

维生素 vitamins

尾椎 coccyx

味觉 taste, sense of

胃 stomach

胃里像有蝴蝶乱舞 'butterflies in the stomach'

温度 temperature

瘟疫 plagues

沃尔伯格，马克 Wahlberg, Mark

**X**

西摩，简 Seymour, Jane

希特勒，阿道夫 Hitler, Adolf

细菌 bacteria

下巴 chin

先进食后游泳 eating before swimming

鲜味 umami
线粒体 mitochondria
腺鼠疫 bubonic plague
相扑选手 sumo wrestlers
消化饼干 digestive biscuits
消化系统 digestive system
心灵手术 psychic surgery
心脏 heart
性 sex
性别决定 sex determination
性格 personality
宿醉 hangovers
嗅觉 smell
虚构事实 false facts
血红蛋白 haemoglobin
血液 blood

Y
牙齿 teeth
牙线 flossing
亚当和夏娃 Adam and Eve
眼睛 eyes
演化 evolution
阳光喜悦 Sunny Delight
叶酸 folic acid
夜视 night vision
医学 medicine
医学术语 terminology, medical
遗传条件 genetic conditions
义肢 prosthetics
疫苗 vaccines
阴道炎 thrush
阴茎尺寸 penis size

阴茎骨 penis bones
饮食 diets
营养补充剂 dietary supplements / nutritional
    supplements
疣 warts
有机食品 organic food
右撇子 right-handedness
瑜伽 yoga
宇航员 astronauts
运动饮料 sports drinks

Z
在燃烧的煤炭上行走 burning coals, walking on
"战斗或逃跑"反应 'fight or flight' response
真菌 fungi
整骨疗法 osteopathy
症状 symptoms
植物染色体 plants, chromosomes
指甲 fingernails
指纹 fingerprints
窒息 suffocation
肿瘤 tumours
皱眉 frowning
椎间盘突出 slipped discs
自闭症 autism
自燃 spontaneous combustion
组蛋白 histones